Tacones vs. Corbatas

Viviendo Con Su Mayor Amenaza

Por: Dra. Nitza I. Álvarez

#PreventTheStent

Tacones vs. Corbatas no está destinado a sustituir el asesoramiento médico. Consulta con tu propio médico antes de implementar cualquier recomendación que la autora propone en este libro.

La intención de este libro es empoderarte para que cuides de tu salud y te conviertas en tu propia defensora. Es para impedir que te conviertas en una estadística y cambiar la triste realidad de que las enfermedades cardiacas son el asesino #1 de las mujeres.

Toma el control de tu salud.

#PreventTheStent

Escrito por: Dra. Nitza I. Álvarez

Traducción al español: Paul Gamache Araújo

Diseño de Portada: Red Apples Media

Foto de Portada: RI-AL Consulting

ISBN-13: **978-0-578-54499-1**

ISBN-10: 0-578-54499-7

Primera edición marzo 2019

Redes Sociales

www.tc-heart.com

www.heelsvsties.com

https://www.facebook.com/tricountyheartinstitute

@TriCountyHeart

Para videos educativos visita:

https://www.youtube.com/channel/UCPKA1uBL_IhVG
Twmw_S1YEg

> Sé tu propia defensora
>
> **No te detengas hasta obtener una respuesta.**

Dedicatoria

- A aquellas que fallecieron por no reconocer sus síntomas a tiempo.

- A aquellas mujeres que descubren sus riesgos demasiado tarde.

- Para las madres que se preocupan por los demás y se colocan a sí mismas en último lugar.

- A los familiares y amigos que he perdido a causa de enfermedad del corazón.

- A las mujeres de todas partes que permanecen en silencio, viviendo con la amenaza #1 de sus vidas: **La Enfermedad Cardiaca.**

La prevención es la intervención más importante.

#PreventTheStent

¿Sabías que?

✓ Las enfermedades cardiacas, también conocidas como enfermedades cardiovasculares, son la principal causa de muerte en los Estados Unidos, reclamando más de 420,000 vidas de mujeres cada año.

✓ 50,000 más mujeres que hombres mueren de enfermedades cardiacas cada año.

✓ Más mujeres que hombres mueren porque las mujeres tienden a ser subdiagnosticadas e infra medicadas cuando exhiben síntomas de enfermedades cardiacas.

✓ Más de ocho millones de mujeres estadounidenses viven con una enfermedad cardiaca.

✓ Más mujeres mueren anualmente de enfermedades cardiacas que de todos los cánceres combinados.

✓ Por cada mujer que muere de cáncer, seis mueren de una enfermedad cardiaca.

Tabla de Contenido

¿Qué exámenes necesito para averiguar si tengo una enfermedad cardiovascular? 71

Síntomas de Enfermedades Cardiacas 78

¿Cómo puedo saber si es un ataque cardiaco? 88

¿Qué puedo hacer para prevenir un ataque cardiaco?.. 97

13

Prólogo

Históricamente, las investigaciones médicas han pasado por alto las necesidades de salud de la mujer, a excepción de los problemas reproductivos. Nos referimos a esto en inglés como el "Enfoque de Traje de Baño" o la "Brecha de Género."

Hace solo un par de décadas la enfermedad cardiaca se consideraba como una enfermedad estrictamente del hombre; y aunque hemos avanzado bastante, los doctores siguen practicando la medicina basándose en estudios realizados a hombres caucásicos de edad mediana.

Por esa razón es que le puse al libro el título Tacones vs. Corbatas. Hoy día en nuestra sociedad los Tacones tienen una asociación femenina indiscutible, mientras que las Corbatas son un accesorio de vestir imprescindible para el hombre. Contrastamos estos dos artículos intencionalmente para enfatizar el hecho de que somos diferentes, que existen diferencias claras en lo que respecta a riesgos, síntomas, presentación, diagnóstico y tratamiento de enfermedades cardiacas en la mujer.

El objetivo de este libro es promover la concientización del alto riesgo que tenemos las mujeres de morir de una condición médica que es prevenible.

Antes de comenzar, permíteme compartir una historia de una paciente que tuve bajo mi cuidado, para ayudar a ilustrar cómo los síntomas de las enfermedades cardiacas pueden manifestarse de formas inesperadas. A veces estos síntomas aparentemente no relacionados se pueden mejorar cuando tratamos al corazón.

La señora N era una mujer de 63 años que tenía dificultad para respirar. Su principal queja era que no podía completar tareas simples en la casa como barrer el piso, quitar el polvo y tender la cama sin tener que parar porque no podía respirar.

Al principio, su falta de aliento estaba relacionada a la actividad física; sin embargo, ella se dio cuenta de que esto había cambiado unos tres meses atras. La Sra. N visitó a un neumólogo quien le recetó inhaladores para la reciente condición pulmonar con la que fue diagnosticada, conocida como EPOC (enfermedad pulmonar obstructiva crónica). Después de tres meses con sus inhaladores, ella no sintió ninguna mejoría de sus síntomas.

Durante nuestra primera cita ella me dijo que se había sentido más fatigada de lo normal durante los últimos meses, y también experimentó episodios de presión en la región superior de la espalda entre los omoplatos. Ella fue a un quiropráctico; sin embargo, las últimas sesiones no fueron muy efectivas para aliviarle el malestar.

Durante su examen físico ella tenía la presión arterial elevada, pero no encontré otros resultados significativos. Las pruebas de laboratorio revelaron colesterol alto y niveles moderadamente elevados de glucosa en la sangre. Basado en sus síntomas, yo propuse una prueba para buscar obstrucciones en los vasos sanguíneos del corazón, ya que esto indicaría un riesgo mayor de sufrir un ataque cardiaco. Ella no estuvo de acuerdo y fue a visitar a su quiropráctico una vez más.

Sus síntomas empeoraron y regresó a verme. En esta ocasión la sometí a la prueba. El resulto de esa prueba sugirió que tuvo algún tipo de lesión en el músculo cardiaco y necesitaba pruebas adicionales para confirmarlo. Las pruebas adicionales que se le realizaron revelaron que tenía un estrechamiento o bloqueo severo en dos de las principales arterias del corazón.

Tras recibir el tratamiento adecuado para reducir las arterias bloqueadas, incluyendo intervención y terapia médica, su dolor de espalda, falta de aliento y fatiga mejoraron, y ella recuperó su estilo de vida.

Nunca ignores tus síntomas

El corazón es un órgano vital; a mi me gusta referirme a él como EL órgano que nos mantiene vivas.

¿Qué es la Enfermedad Cardiaca?

Cuando pensamos en enfermedades cardiacas, a menudo nos viene a la mente la imagen de un hombre agarrándose el pecho por el dolor a causa de un ataque al corazón. Pero mucho más ha estado ocurriendo en el cuerpo durante años (incluso décadas) que le llevó a ese punto.

Comencemos con la definición. La enfermedad del corazón también se conoce como enfermedad cardiovascular. Cardio se refiere al corazón en sí y vascular a los vasos sanguíneos como las arterias y venas que recorren todo el cuerpo. Así que, la enfermedad del corazón (o cardiovascular) se refiere a las condiciones médicas que afectan al corazón y a los vasos sanguíneos. Estas condiciones médicas incluyen:

- Enfermedad de las Arterias Coronarias (EAC): Una enfermedad de los vasos sanguíneos que suplen sangre a tu músculo cardiaco (sí, tu corazón necesita sus propias arterias). Esta es una condición a largo plazo que incrementa tu riesgo de sufrir, y eventualmente puede conducir a, un ataque al corazón.

- Ataque Cardiaco: Cuando tu corazón se lastima porque no recibió el flujo apropiado de sangre a través de las arterias coronarias que suplen nutrientes y oxígeno al músculo cardiaco mismo. A esto también se le conoce como infarto al miocardio y a menudo es el resultado de vivir por muchos años con factores de riesgo que tal vez desconocías, tales como colesterol elevado, hipertensión, diabetes, malos hábitos alimenticios y falta de ejercicio.

- Enfermedad Vascular Periférica (EVP): Una enfermedad de las arterias que suple al resto del cuerpo, más allá del corazón. También se le conoce como Enfermedad Arterial Periférica. (EAP).

- Insuficiencia Cardiaca o Fallo Cardiaco (IC): Una condición en la que el corazón no bombea sangre eficazmente. Puede ser porque está débil o porque no puede llenarse adecuadamente.

- Arritmia: Latidos irregulares del corazón. Una variación de las palpitaciones normales del corazón.

Mide tu riesgo de enfermedad de las arterias coronarias (EAC)

Seguramente te estás preguntado si estás en riesgo de padecer una enfermedad cardiaca y qué puedes hacer al respecto.

Comencemos dándole un vistazo a tus factores de riesgo con esta sencilla prueba. Posteriormente, lee acerca de cómo tú, como mujer, puedes reducir tu riesgo y #PreventTheStent (prevenir la endoprótesis vascular).

Contesta las diez preguntas rápidas de sí o no de la prueba a continuación, dándote un punto cada vez que tu respuesta sea *sí*.

1- ¿Has alcanzado la menopausia? En otras palabras, ¿no has tenido un ciclo menstrual por los últimos 12 meses consecutivos? _____

2- ¿Tienes cincuenta y cinco años o más? _____

3- ¿Sufrió alguno de sus padres o hermanos un ataque cardiaco o muerte cardiaca súbita antes de los 55 años (hombres) o 65 años (mujeres)? _____

4- ¿Has fumado cigarrillos en los últimos 10 años? _____

5- ¿Está tu presión arterial en 130/80 o más alta, o tomas medicamento para la presión arterial alta? _____

6- ¿Al menos una de estas te aplica a ti?

- ¿Tu colesterol total es de 200 mg/dL o más alto?
- ¿Tu LDL es de 160 mg/dL o más alto?
- ¿Tus triglicéridos son de 150 ml/dL o más alto?
- ¿Tomas medicamentos para cualquiera de estos?

____

7- ¿Tienes diabetes o glucosa elevada en la sangre? ____

8- ¿Tienes sobrepeso u obesidad? ____

Calcula tu Índice de Masa Corporal
BMI = 703 x (peso (lbs) / estatura (pulgadas) 2)
Sobrepeso: BMI 25-29.9
Obesidad: BMI 30+

9- ¿Estás físicamente activa por menos de 30 minutos consecutivos al día? ____

10- ¿Te preocupas excesivamente y/o padeces de insomnia, dolor de cabeza, problemas estomacales o fatiga?

Suma los puntos totales.

Mi puntuación es____

Si tu puntuación es de por lo menos dos, tienes un riesgo moderado de sufrir un ataque cardiaco. Si tu puntuación es de cinco o más, tienes un riesgo alto de sufrir un ataque cardiaco.

Esta prueba está basada en la Clasificación de Riesgo Framingham: la herramienta aceptada para medir el riesgo de una enfermedad cardiaca. Tiene nuevos riesgos agregados para un mayor entendimiento de los riesgos que tiene la mujer de desarrollar ECV.

Ten en cuenta que en lo que respecta a la edad, las mujeres tienen un mayor riesgo de desarrollar una enfermedad cardiaca después de los cincuenta y cinco años; pero esto no significa que no puedas sufrir alguna enfermedad cardiaca a una edad más temprana.

Hablaremos sobre estos peligros en cuanto analicemos la enfermedad de las arterias coronarias, el colesterol y los ataques cardiacos.

Si no estás experimentando ningún síntoma, pero sabes que estás en riesgo de enfermedades cardiaca, debes evaluarte o examinarte. La prevención es la intervención más importante.

#PreventTheStent

Enfermedad Arterial Coronaria

El corazón es un órgano vital, a mí me gusta llamarlo el órgano que nos mantiene vivas; sin embargo, como cualquier otra parte de nuestro cuerpo, necesita ser nutrido. Los nutrientes y oxígeno que necesita para estar saludable son transportados en la sangre que llega al músculo cardiaco a través de las arterias coronarias.

La enfermedad de las arterias coronarias (EAC) es el tipo de enfermedad cardiaca que afecta a las arterias que suplen al músculo cardiaco mismo. Es la forma más común de enfermedad cardiaca. Pero lamentablemente, de acuerdo a una declaración publicada en enero de 2016 por la Asociación Americana del Corazón (AHA, por sus siglas en inglés), esta condición es subdiagnosticada, inframedicada y subinvestigada en la mujer. La conclusión de esta declaración es lamentable, pero por primera vez en los 93 años de historia de la AHA, la organización finalmente decidió emitir una declaración oficial sobre la mujer y el ataque cardiaco.

Históricamente, las investigaciones médicas han ignorado las necesidades de salud de la mujer, más allá de los problemas reproductivos. Nos gusta referirnos a esto como el "Enfoque de traje de Baño" o "Brecha de Género."

¿Por qué las diferencias entre el hombre y la mujer?

¿Se trata de una comprensión incompleta de la enfermedad?

¿Será que la mujer tiene más factores de riesgo?

¿Tal vez sea que la EAC en la mujer es una enfermedad completamente distinta?

¿Qué causa la EAC?

Se sabe que la EAC es causada por la arteriosclerosis (una acumulación de placa dentro de las paredes de las arterias). Esta acumulación reduce los vasos que suplen sangre y oxígeno al corazón

En las mujeres, la EAC puede manifestarse incluso *sin* acumulación severa de placa. Las mujeres son más propensas a tener maneras *inusuales* de desarrollar EAC. Comparado con los hombres, las mujeres con ataques cardiacos generalmente tienen menos placa en sus arterias que expliquen el motivo de la obstrucción del flujo sanguíneo al músculo cardiaco.

Placa: *Mezcla de colesterol, calcio y tejido cicatricial.*

Inflamación: *Cuando el sistema inmunológico del cuerpo reacciona a las infecciones, heridas y otros daños al tejido. Cuando ocurre por un periodo de tiempo largo, puede eventualmente provocar varias enfermedades o condiciones.*

Cuando se forman placas en las paredes de las arterias, esto también causa inflamación. La formación de placa se propicia de varias maneras:

- Aumento en las concentraciones de colesterol *malo* (LDL: lipoproteína de densidad baja) circulando en tu sangre (mira la definición de lipoproteína al final de esta sección).

- Disminución en las concentraciones de colesterol *bueno* (HDL: lipoproteína de densidad alta) en tu sangre. Estas partículas son saludables para el corazón porque remueven el colesterol malo de tu circulación.

- La presión arterial alta podría aumentar la penetración del LDL en las paredes arteriales, promoviendo lesiones. Esto conduce a que tus vasos sanguíneos se tornen más rígidos y débiles con el tiempo.

- Daño a la parte interior de tus arterias causado por toxinas tales como la nicotina.

- El alto contenido de azúcar en la sangre afecta el manejo adecuado de los triglicéridos resultando en niveles altos en tu sangre. También incrementa la oxidación del LDL, haciéndolo más dañino. Un ejemplo de la oxidación es cuando los metales se corroen. No querrás que tu LDL se oxide demasiado. (Hablaremos sobre la glucosa en la sangre y la diabetes más adelante en el libro.)

Conforme pasa el tiempo la placa crece y se endurece en tus arterias, haciendo que se vuelvan más angostas. Una manera sencilla de visualizar este concepto es con la analogía de la manguera de jardín tapada. A pesar de tener una buena presión de agua saliendo del grifo, el flujo del agua que ves saliendo hacia tu jardín es limitado debido a la obstrucción. Si no se atiende la obstrucción, las plantas podrían terminar muriéndose.

Lipoproteína: *Un grupo de proteínas capaces de mezclarse con agua o sangre que se combinan con grasa para transportarla a través de tu torrente sanguíneo. LDL es lipoproteína de densidad baja (a veces llamado colesterol malo) y HDL es lipoproteína de densidad alta (a veces llamado colesterol bueno). Lee el siguiente capítulo para más información sobre el colesterol.*

Triglicéridos: *El tipo de grasa más común en tu cuerpo. Cuando el nivel de triglicéridos en tu sangre es demasiado alto, esto aumenta el riesgo de enfermedad cardiaca.*

¿Qué es el Colesterol?

¿Todo el colesterol es malo? A pesar de la mala reputación que puede tener el colesterol, los seres humanos no podemos vivir sin él. El colesterol desempeña algunas funciones muy importantes en el cuerpo:

- Es necesario para la producción de membranas en cada célula de tu cuerpo.
- Es un ingrediente crítico para producir hormonas sexuales, incluyendo el estrógeno.
- Necesitamos el colesterol para producir vitamina D, la cual es esencial para la absorción del calcio.
- Es usado para producir bilis para absorber grasa de nuestros alimentos.

Nuestro cuerpo es capaz de producir el colesterol que necesitamos para funcionar adecuadamente. Normalmente, mientras más colesterol obtengamos de nuestros alimentos, menos produciremos por nuestra cuenta. Cuando comemos demasiada grasa saturada en nuestra dieta (p. ej., de carnes y lácteos), el exceso se almacena en el hígado. El cuerpo tiene un mecanismo estupendo para detectar cuándo el hígado ha almacenado suficiente, y reduce la cantidad de colesterol que produce. Sin embargo, si lo estás consumiendo excesivamente, tus niveles permanecerán elevados en la sangre.

Cuando hay más colesterol circulando en tu cuerpo, esto aumenta el depósito de colesterol en las paredes arteriales y produce placa en nuestros vasos sanguíneos, contribuyendo a la arteriosclerosis.

¿De dónde proviene el LDL y HDL?

Básicamente, el colesterol es grasa, y la grasa no puede disolverse en agua, ni en la sangre; por lo tanto, a fin de que pueda fluir por el torrente sanguíneo, la grasa debe ser transportada por una compleja molécula llamada *lipoproteína*. Las lipoproteínas se producen en muchas partes del cuerpo. Estas son como pequeñas copas llenas de grasa que transportan colesterol a través de tu torrente sanguíneo. Esas partículas, llamadas lipoproteínas, contienen dos tipos de grasa que son una importante fuente de energía: colesterol y triglicéridos. Estos ingredientes se combinan con proteínas, lo que permite que la grasa se disuelva exitosamente en la sangre.

Ya sea que nuestro cuerpo obtenga el colesterol de los alimentos que ingerimos, o lo produzca él mismo, el colesterol debe ser convertido o descompuesto en una forma que pueda ser utilizada por el cuerpo. Cuando comemos grasas, hay moléculas de grasa minúsculas que se forman y se absorben en el torrente sanguíneo. Durante ese proceso, esas moléculas se descomponen aún más y se convierten en triglicéridos.

La mayoría de los triglicéridos se depositarán en tejidos grasos a través del cuerpo, pero algunos se desintegran cuando son enviados a tu hígado. Lo que queda de ese triglicérido que no llegó al hígado puede quedarse en el torrente sanguíneo. Tras una serie de pasos complicados, el hígado volverá a empacar las partículas más pequeñas de grasa. Estas partículas se llaman LDL (lipoproteína de densidad baja) y HDL (lipoproteína de densidad alta).

Efectos del LDL

El LDL es el principal transportador de colesterol en tu cuerpo y ha sido identificado como el mayor culpable de la formación de placa. El mismo entrega el colesterol a las células del cuerpo donde se asimilan y se utilizan para reparar la célula.

Cuando las células tienen suficiente colesterol para realizar su trabajo de reparación, desaceleran la toma de colesterol adicional de la sangre, así que se queda allí. Esos niveles altos de colesterol en tu torrente sanguíneo son los que de hecho causan la formación de placa.

Tu médico puede hacerte una prueba de sangre llamada *perfil lipídico* para verificar tu número de LDL. Eso le dará a él o a ella una idea de si tienes demasiado de él, y también puede medir las partículas circulantes conocidas como LDLp (qué interesante, ¿verdad?). El tamaño de las partículas es importante porque algunas de ellas son más propensas a adherirse a las paredes de los vasos sanguíneos y causar placa y arteriosclerosis.

Efectos del HDL

¿Y tu HDL? El HDL es conocido como el *superman* de los colesteroles. Su principal función es transportar el colesterol inutilizado en la sangre y regresarlo al hígado para ser expulsado como bilis. La bilis se vacía en el intestino, descargando el exceso de colesterol del cuerpo en las heces fecales.

Cualquier exceso de colesterol que permanezca en tu sangre es considerado un alto riesgo para enfermedad cardiaca, con la excepción del HDL.

Vínculos entre el colesterol y la enfermedad cardiaca

Basado en investigaciones sobre los vínculos entre el colesterol alto y la enfermedad cardiaca, la Asociación Americana del Corazón (AAC) recomienda niveles de colesterol total de 200 mg/dL o menos. Si tus números son más alto que esto, querrás saber cuál es tu LDL, triglicéridos y HDL.

Hemos determinado que para la mujer:

- El colesterol total es un factor de riesgo importante para la condición relacionada, apoplejía (derrame cerebral).

- Niveles bajos de colesterol HDL y/o niveles altos de triglicéridos son peligrosos y fuertes predictores de enfermedad cardiaca.

Cuando revisarte el colesterol

El colesterol ha estado circulando en nuestros cuerpos desde que nacimos; por lo tanto, considero que toda mujer debe someterse a un perfil lipídico completo al cumplir sus treinta años y definitivamente antes de la menopausia.

Si arrojas resultados anormales tendrás que monitorear y cambiar tu estilo de vida incluyendo más actividad física, una dieta saludable para el corazón, y de ser necesario, medicamentos. Si uno de tus padres, hermano(a) o abuelo tiene un alto contenido de lípidos en la sangre, debes someterte a un perfil lipídico a la edad de 18 años. Si eres una mujer con planes de comenzar a tomar o seguir tomando un anticonceptivo por vía oral, debes monitorearte los lípidos al menos anualmente. A veces lo único que tienes que hacer son algunos cambios a tu estilo de vida incluyendo dieta y ejercicio. Si eso no es suficiente, tu médico diseñará un tratamiento para ti.

Tú querrás que tu reporte de colesterol tenga "LDL Bajo, HDL Alto."

¿Estoy en peligro?

Repasemos ahora algunos de los puntos de la prueba para entender el papel que juegan en tu riesgo de padecer alguna enfermedad cardiaca.

¿Qué papel juegan la edad y la menopausia en el riesgo de enfermedades cardiacas?

Los factores de riesgo cardiovasculares en la mujer aumentan en los años de la menopausia. No sabemos exactamente si este riesgo elevado está relacionado a la edad, los cambios hormonales o ambos. Las hormonas como el estrógeno que están presentes antes de la menopausia podrían proteger contra la EAC (enfermedad de las arterias coronarias) y podría explicar el desarrollo de la EAC en la mujer aproximadamente diez años más tarde que en el hombre. La incidencia de ataques cardiacos en mujeres con niveles normales de estrógeno es muy baja (1-7 por ciento por cada 100,000). Eso es de 3-5 veces más bajo que en el hombre.

Sin embargo, esta asociación favorable disminuye en mujeres mayores (65 años de edad y mayores). Varios estudios extensos de investigación han demostrado que la menopausia prematura (i. e., antes de los 53 años) aumenta el riesgo de EAC, particularmente en mujeres que fuman. El estrógeno pareciera prevenir la formación de placa y su endurecimiento.

La disminución de la producción de estrógeno conduce a varios síntomas, generalmente molestos (como sofoco), obesidad, atrofia vaginal, problemas de memoria y eventualmente, un aumento del riesgo de desarrollar enfermedades tales como la osteoporosis y enfermedad cardiaca, entre otras. El corazón es uno de los órganos afectados significativamente por la menopausia. La deficiencia del estrógeno trae como consecuencia un engrosamiento de tu músculo cardiaco, fallo cardiaco y cambios en la manera en que tu cuerpo maneja el colesterol causando que se eleve tu colesterol malo (LDL) y los triglicéridos.

Coágulo: *Cuando algunos de los componentes de la sangre se amontonan, como cuando se forma una costra cuando te cortas la piel.*

La menopausia también conduce a niveles elevados de sustancias que promueven la formación de coágulos dentro de tus vasos sanguíneos. La combinación de la placa y la formación de coágulos aumenta el riesgo de una ruptura de la placa las cuales pueden bloquear el flujo de sangre a través de los vasos. Este bloqueo puede conducir a un ataque cardiaco. Se cree que la alta concentración de ciertos factores en la sangre que promueven la coagulación está asociada a la enfermedad cardiaca.

Tu edad y hormonas también influyen en otros factores de riesgo no tan obvios relacionados a la enfermedad cardiaca.

¿Mi edad me predispone a tener barriga?
Tal vez hayas notado que tu barriga se está agrandando. A medida que la mujer envejece, especialmente tras la menopausia, aumenta la proporción de grasa corporal en el abdomen.

En la mujer menopáusica esto es el resultado de la disminución en la producción de estrógeno y la activación de una sustancia que aumenta la descomposición del colesterol (conocida como *lipoproteína lipasa*) en tu abdomen. Ambas conducen a una acumulación de grasa en la región abdominal. La consecuencia de este proceso es que la grasa abdominal aumenta el riesgo de enfermedad cardiaca y muerte.

Altos niveles de grasa abdominal incluyen grasa que no puedes ver alrededor de tus órganos internos. Esta grasa más profunda es conocida como *tejido adiposo visceral*. Cuando esto está presente se produce un aumento en la inflamación que "oxida" las partículas de LDL, haciéndolas más dañinas. Para empeorar las cosas, el tejido adiposo impide otros componentes que ayudan a reducir la oxidación de esas partículas "oxidadas" y las desecha para prevenir daños al revestimiento de los vasos sanguíneos y que se forme más placa.

¿Influye la edad en mis niveles de glucosa en la sangre?

Mujeres con niveles bajos de estrógeno o niveles altos de hormonas masculinas (p. ej., con síndrome de ovario poliquístico: SOP) tienen un riesgo mayor de desarrollar glucosa alta en la sangre o diabetes en el futuro. Recordarás en la prueba que realizaste, que la diabetes o glucosa alta en la sangre es uno de los mayores factores de riesgo para la enfermedad cardiaca.

¿Cómo afecta la edad a mi presión arterial?

La presión arterial alta es un factor de riesgo importante para la enfermedad cardiaca y la condición relacionada – apoplejía o derrame cerebral. A pesar de que la presión arterial sistólica (el número de arriba de la lectura de tu presión arterial) es más alta en los hombres comparado con las mujeres menores de 40 años, para personas mayores de 60 años la presión arterial sistólica es más alta en la mujer. La presión arterial diastólica (el número de abajo) aumenta gradualmente en un patrón similar en ambos géneros a medida que envejecen. La presión arterial de la mujer aumenta significativamente entre el primer y quinto año después del inicio de la menopausia.

Apoplejía: Una condición que ocurre cuando tu cerebro no recibe suficiente sangre oxigenada.

¿Puedo retroceder el reloj utilizando hormonas?

Después de toda esta discusión sobre los efectos protectores del estrógeno en nuestros corazones, te podrías estar preguntando acerca de la terapia hormonal. La terapia hormonal menopáusica se ha utilizado ampliamente para tratar de restablecer el ambiente hormonal al estado premenopáusico. Esto es solo para tratar síntomas menopáusicos, pero ¿ayudará a "retroceder el reloj" en cuando al riesgo de una enfermedad cardiaca? Investigaciones recientes no han demostrado que la terapia hormonal ofrezca protección contra ataques cardiacos, y de hecho, han demostrado un daño potencial a mujeres mayores. Todavía hay muchas preguntas sin contestar en cuanto a los beneficios y riesgos del tratamiento hormonal menopáusico, específicamente relacionado a la enfermedad cardiaca en la mujer. Hay varios factores a considerar a la hora de determinar si la terapia hormonal es recomendable para ti. Estos incluyen: el tipo de hormona, si es el momento oportuno, cuánto tomar (dosis), cómo tomarla y por cuánto tiempo tomarla.

Someterse a la terapia de reemplazo hormonal para prevenir una enfermedad cardiaca es controversial. Hay docenas de estudios diseñados para evaluar los ataques cardiacos y otras consecuencias de salud en las mujeres que reciben terapia de reemplazo hormonal; sin embargo, la recomendación sigue siendo *no* utilizarla para prevenir la enfermedad cardiaca.

El consumo de pastillas hormonales ha estado vinculado a un aumento en el riesgo de ataques cardiacos, cáncer de seno y formación de coágulos, entre otros problemas. Curiosamente, un estudio reciente realizado a un grupo grande de mujeres postmenopáusicas demostró que quienes hicieron terapia de reemplazo hormonal tuvieron una cuantificación de calcio coronario más baja, lo que indica una disminución en el riesgo de enfermedad cardiaca. Yo creo que todas las mujeres se beneficiarían de una mejor comprensión de las asociaciones entre las hormonas reproductivas, la salud cardiovascular y el riesgo de la terapia hormonal, y de obtener un asesoramiento en cuanto a qué acciones tomar para proteger la salud de su corazón. Juntas podemos abogar para que se realicen más investigaciones con el fin de entender este importante aspecto de nuestra salud.

Soy joven sin historial familiar de enfermedades cardiacas, ¿por qué debo preocuparme?

Nadie está exento de las enfermedades cardiacas. Por ejemplo, tu enfermedad cardiaca puede estar ahí desde el nacimiento, como latidos irregulares del corazón (arritmia) o anormalidades en la estructura del corazón mismo. Aunque pudiesen ser diagnosticadas en tu infancia, a veces podrían no ser descubiertas hasta el embarazo, o mucho más tarde.

Enfermedades cardiacas y el embarazo

La enfermedad cardiaca asociada al embarazo es común. Condiciones tales como diabetes gestacional (un tipo de diabetes que aparece durante el embarazo), y/o presión arterial alta que suele ocurrir durante el embarazo, aumentan significativamente el riesgo de sufrir un paro cardiaco más adelante en la vida. Una de cada cinco mujeres en los Estados Unidos tiene una forma de estas condiciones durante al menos un embarazo. Con más mujeres profesionales esperando comenzar sus familias más adelante en la vida, y con el incremento en la incidencia de obesidad y diabetes, el número de mujeres en riesgo de padecer de estas complicaciones durante el embarazo continúa aumentando. Desafortunadamente, la mayoría de las mujeres no están al tanto de estos trastornos. Pero lo que resulta aún más inconcebible es que muchos proveedores de cuidado de salud no están al tanto de que estos trastornos durante el embarazo incrementan significativamente el riesgo de ataques cardiacos más adelante en la vida.

¿Te ha preguntado tu médico alguna vez si has tenido alguna de estas condiciones? Si has sufrido alguna de ellas, por favor ten presente que tu riesgo de sufrir cualquier condición cardiaca es más alta. Toma las riendas visitando a un médico que te escuche y te tome en serio.

Mujeres embarazadas

El embarazo es un momento de cambios dramáticos en el cuerpo de una mujer y en muchos aspectos imita una prueba de estrés temprana. Hacer espacio para el feto en crecimiento aumenta el tamaño y el número de vasos sanguíneos; crea cambios en la cantidad de sangre, el tamaño del corazón y la capacidad de bombeo; tambén aumenta la vulnerabilidad de que tus arterias sufran daño.

Varios problemas cardiacos afectan comúnmente a la mujer embarazada incluyendo la ruptura de algunos de los vasos sanguíneos y una reducción de la capacidad del corazón de bombear sangre adecuadamente en las etapas finales del embarazo o poco después del parto.

Ocasionalmente, estas condiciones ocurren repentinamente y tienden a arriesgar la vida tanto de la madre como la de la criatura. Los médicos suelen realizar exámenes o prescribir terapias a estos dos pacientes vulnerables con poca o ninguna evidencia científica para respaldar sus decisiones. Tenemos una brecha crítica de conocimiento en lo que respecta el cuidado óptimo de la madre y el bebé cuando una enfermedad cardiaca complica el embarazo. Esto se debe a que la mujer embarazada y la mujer de edad reproductiva casi siempre son excluidas de las investigaciones clínicas.

Prueba de estrés: *Un ejercicio para medir el estrés que es una de las pruebas más comúnmente utilizadas para descubrir problemas ocultos en el corazón y que hace que tu corazón trabaje más fuertemente. Es similar a lo que hace un mecánico cuando revisa el motor de tu auto.*

En comparación con los hombres, las mujeres con ataques cardiacos usualmente tienen menos placa en sus arterias que justifique la causa de una obstrucción en el flujo sanguíneo hacia el músculo cardiaco.

Presión arterial alta (el asesino silencioso)

La presión arterial alta (hipertensión) también se conoce como el *asesino silencioso* porque no tiene síntomas y a menudo pasa sin ser diagnosticado, pero contribuye inmensamente a las muertes por enfermedades cardiacas. En 2013 se produjeron más de 360,000 muertes de estadounidenses debido a la presión arterial alta.

La hipertensión es muy común en naciones industrializadas donde más del 20 por ciento de la población la padece, y muchos ni siquiera lo saben. La presión arterial alta aumenta grandemente con la edad, afectando solamente a un 5.9 por ciento de las mujeres entre los 18 y 44 años de edad, pero aumenta a 39.1 por ciento en las mujeres de 45 a 64 años. Para las mujeres de 65 años en adelante, cerca de tres de cada cuatro (74.4 por ciento) sufren de presión arterial alta.

La presión arterial alta también varía según la raza y la etnicidad. Un estudio de 2009-2010 reflejó que más del 40 por ciento de las mujeres afroamericanas tenían hipertensión, comparado con un 25 por ciento de mujeres caucásicas e hispanas. Sin embargo, un 44.8 por ciento de las mujeres del estudio con hipertensión descontrolada reportaron que nunca habían recibido un diagnóstico de un médico.

La presión arterial alta aumenta tu riesgo de condiciones de salud peligrosas tales como:

- Primer ataque cardiaco: Aproximadamente siete de cada diez personas que experimentan su primer ataque cardiaco tienen la presión arterial alta.

- Fallo cardiaco (largo plazo): Aproximadamente siete de cada diez personas con insuficiencia cardiaca crónica tienen presión arterial alta.

- Otras condiciones relacionadas como apoplejía y enfermedad del riñón (pérdida gradual de las funciones del riñón en la que el riñón deja de filtrar adecuadamente los productos de desecho de la sangre).

Cuando tu presión arterial está alta, tus vasos sanguíneos pierden elasticidad y se tornan más rígidos y menos flexibles, conduciendo a la enfermedad cardiaca. Esto provoca, como consecuencia, lesiones en los vasos. No tenemos muy claro la razón por la que ocurre esta lesión.

Esta lesión provoca la formación de placa en áreas específicas de los vasos sanguíneos, no a través de su extensión completa. La mayor parte de la acumulación de placa parece ocurrir alrededor de áreas donde las arterias se tuercen o ramifican. Se cree que esto ocurre como una reacción al flujo sanguíneo inestable debido a la presión arterial. Si el flujo de sangre se altera se produce un incremento en las pulsaciones del flujo sanguíneo y aumenta la presión. Esta presión entre la sangre que circula y el revestimiento del vaso finalmente da lugar al deterioro (la lesión) del revestimiento y al principio de la formación de placa.

Otro mecanismo a través del cual la presión arterial alta podría estar involucrada en los ataques cardiacos es mediante la ruptura de la placa. Cuando la placa se acumula dentro del vaso, y ese vaso tiene una presión alta en su interior, se pueden desprender, o romperse, pedazos de esa placa. La ruptura de la placa ocasiona que la sangre en el interior de ese vaso se coagule porque el cuerpo trata a esta ruptura como una lesión. Esto es similar a un coágulo (costra) que se forma cuando te cortas la piel. Debido a que esto está ocurriendo dentro de un vaso pequeño, el coágulo crece y bloquea el flujo de sangre a través de ese vaso. Esto puede resultar en un ataque cardiaco.

Cuando tu presión arterial está alta, tu corazón trabaja más fuerte, provocándole más estrés. Adicionalmente, la presión arterial alta al principio hará que tu músculo cardiaco se vuelva más denso, como lo haría cualquier músculo cuando trabaja contra resistencia alta. Échale un vistazo a un alguien que levante pesas pesadas regularmente; sus músculos son más grandes. Sin embargo, si la presión arterial alta no se controla, el corazón eventualmente se debilita mediante la remodelación del músculo que crece sin un flujo de sangre apropiado hacia esa área.

A través de este proceso podrías experimentar síntomas de insuficiencia cardiaca, los cuales discutiré en otro capítulo.

Remodelación: *Muchas enfermedades distintas, incluida la hipertensión, pueden alterar la función del corazón. Con la presión arterial alta, para que el corazón siga supliendo nutrientes y oxígeno a través del cuerpo, las células del corazón cambian su forma y composición para compensar. Esta y junto con otras adaptaciones resultarán en la remodelación miocárdica.*

¿Qué provoca que me suba la presión arterial?

Existen varios factores que pueden elevar tu presión arterial.

Estos son:

- No hacer suficiente ejercicio al menos 30 minutos de actividad física diariamente.

- Tener exceso de peso u obesidad.

- Tener arteriosclerosis (placa o endurecimiento de las arterias).

- Sentir muchísimo estrés

- Comer demasiada sal (si eres sensible a la sal, incluso una pequeña cantidad puede afectar tu presión arterial significativamente).

Cuando tu médico habla sobre la sal, eso va más allá del salero. Los alimentos procesados, salsas, perros calientes (hotdog), hamburguesas, comidas empaquetadas, comidas enlatadas, mostaza, kétchup y muchos otros, están cargados de sal.

¿Qué puedo hacer en cuanto a la presión arterial alta?

Hay varias cosas que puedes hacer sobre la presión arterial alta:

- Seguir una dieta saludable para el corazón.
- Limitar el consumo de sal.
- Meditar para reducir el estrés.
- Tomar tus medicamentos como lo sugiere tu médico.
- Ser físicamente activa.

La recomendación de la Asociación Americana del Corazón (AAC) es hacer ejercicio aeróbico al menos 2.5 horas por semana. Treinta minutos de actividad moderada-intensa cinco días por semana. Buenos ejemplos de ejercicios aeróbicos son: caminar, trotar, nadar o montar en bicicleta. Durante esos 30 minutos, 15 minutos deben ser un ejercicio aeróbico continuo. Menos de eso en una sesión es mejor que nada, pero no será tan efectivo para reducir tu riesgo de padecer una enfermedad cardiaca. Nuevos estudios demuestran que este tiempo puede dividirse en varios días si estás demasiado ocupada.

No hay nada atípico sobre los síntomas de ataque cardiaco en las mujeres, aparte de que no son los síntomas que normalmente experimentan los hombres.

Corazón dulce – Azúcar elevada

La palabra diabetes fue registrada por primera vez en 1425; se agregó *"mellitus"*, en griego, "como miel", para reflejar el olor y sabor dulce de la orina del paciente.

La diabetes es una condición en la que existen niveles altos de glucosa (azúcar) en tu sangre. Esto es el resultado de la incapacidad del cuerpo de usar el azúcar para suministrar energía.

Hay dos tipos de diabetes, ambas implican la hormona insulina. La insulina es clave para manejar la glucosa en la sangre porque ayuda a que la glucosa salga de tu sangre y entre a las células donde puede ser usada como energía.

En la diabetes tipo 1, el cuerpo ya no produce insulina y por lo tanto, la glucosa en la sangre no puede salir de la misma y entrar a las células para ser usada como energía.

En la diabetes tipo 2, el cuerpo ya no produce suficiente insulina, o no es capaz de usar la insulina correctamente. Esto ocurre en ambos sexos; sin embargo, los niveles de estrógeno influyen en el metabolismo de la glucosa.

Una de las complicaciones más severas de la diabetes es el inicio temprano de la arteriosclerosis. Las mujeres con diabetes parecen tener un riesgo más alto de desarrollar enfermedades cardiacas que los hombres con diabetes. Tener diabetes casi duplica tus probabilidades de sufrir un ataque cardiaco.

La diabetes promueve la formación de placa de muchas maneras. Ante todo, los niveles altos de glucosa en la sangre dañan el revestimiento de los vasos sanguíneos, dando inicio a la acumulación de placa. Esto a su vez da comienzo a una serie de eventos que promueven la formación y el crecimiento de placa.

La diabetes afecta a todos los vasos sanguíneos del cuerpo, grandes y pequeños. Cuando los vasos pequeños se ven afectados, eres más propensa a desarrollar problemas en áreas de tu cuerpo con vasos sanguíneos pequeños lo que puede conducir a la ceguera, fallo renal y daño neurológico. Sin embargo, cuando los vasos grandes están involucrados, las complicaciones incluyen ataque cardiaco y apoplejía. La seriedad del daño está relacionada al tiempo y severidad de los problemas de glucosa alta en la sangre.

Si tienes diabetes, tu meta principal debe ser controlar tus niveles de glucosa en la sangre siguiendo las instrucciones de tu médico con relación a tus medicamentos. También es muy importante concentrarte en la dieta y pérdida de peso.

Si tu médico ha mencionado que tienes prediabetes, aun estás a tiempo de reducir tu riesgo de desarrollar diabetes. Como lo declara la Asociación Americana de la Diabetes (AAD), no vas a desarrollar diabetes tipo 2 automáticamente si tienes prediabetes.

Para algunas personas con prediabetes, el tratamiento temprano puede realmente regresar los niveles de glucosa en la sangre a la normalidad. Asegúrate de que te hagas la prueba de diabetes si:

- Tienes 45 años o más.

- Tienes 40 años o más y tienes sobrepeso o estás obesa (y repite la prueba cada tres años si los resultados son normales).

- Eres nativa americana, nativa de Alaska, asiática americana, hispana o latina, nativa de Hawái o de las islas del Pacífico.

- Tienes un historial personal de diabetes gestacional o síndrome de ovario poliquístico.

Tener diabetes prácticamente duplica tus probabilidades de sufrir un ataque cardiaco.

Por qué la pérdida de peso y la dieta son tan importantes

Esta es la razón por la cual es tan importante concentrarse en la pérdida de peso y la dieta y el por qué debes ser cuidadosa con lo que comes. La principal fuente de combustible para nuestro cuerpo es el azúcar. Tu cuerpo utiliza tanto azúcares naturales de frutas y vegetales, como azúcares agregadas a alimentos ultra procesados. Los alimentos ultra procesados incluyen todo lo que haya sido molido, enlatado, cocido, congelado o deshidratado; sin embargo, estos por sí solos no necesariamente los hace dañinos. Lo que los hace dañinos es el *número* de cambios por los que atraviesan los ingredientes mientras los productores de alimentos mejoran el sabor, color y duración. Por ejemplo, moler los granos remueve el salvado y el germen que contiene la mayoría de la fibra, proteína, vitaminas y minerales saludables; sin embargo, no ha habido una modificación significativa de los ingredientes. Otro ejemplo es agregarle azúcar y sal a la comida, lo que la hace menos saludable. Los alimentos enlatados, frutos secos cubiertos de azúcar, sodas (refrescos), meriendas azucaradas y saladas empacadas, panes y dulces de repostería empacados, trocitos de pollo y pescado empanados y sopas de fideos instantáneas son todos ejemplos de alimentos ultra procesados. Busca otros aditivos y grasas insaturadas (trans) en la lista de la tabla de Datos Nutritivos (Mira el Apéndice I para una tabla de los aditivos de alimentos más comunes). Si puedes comer alimentos naturales tal y como los provee la naturaleza, sería mucho mejor.

Sin embargo, algunos alimentos ultra procesados podrían brindar nutrientes valiosos. La moraleja de la historia es: Lee las etiquetas.

Si tienes un consumo calórico alto, el exceso de calorías será almacenado para el futuro—como grasa. (Mira el Apéndice III donde encontrarás una tabla de las necesidades calóricas para la mujer). Esta es la razón por la cual tu colesterol puede permanecer elevado aún cuando hayas estado evitando el consumo de grasas en tu dieta--podrías estar obteniendo un exceso de calorías de las proteínas y/o los carbohidratos. Los alimentos ultra procesados generalmente son altos en calorías con un contenido mínimo de nutrientes, y aumentan la inflamación lo cual incrementa tu riesgo de formación de placa.

Hay investigaciones que muestran que puedes reducir tu riesgo de contraer diabetes tipo 2 en un 58 por ciento:

- Perdiendo siete por ciento del peso de tu cuerpo (o 15 libras si pesas 200 libras). No te preocupes si no puedes alcanzar tu peso ideal. ¡Rebajar incluso 10 libras puede marcar una gran diferencia!

- Siendo moderadamente activa físicamente (como caminar a paso ligero) 30 minutos al día, cinco días a la semana.

La grasa abdominal aumenta el riesgo de las enfermedades cardiacas y la muerte.

Cigarrillos

De acuerdo a las estadísticas más recientes de los Centros para el Control y Prevención de Enfermedades (CCPE), cerca de 14 de cada 100 mujeres adultas (13.5 por ciento) fuman. Fumar ha sido asociado a un incremento en el riesgo de contraer una enfermedad cardiaca.

Yo estoy casi segura de que si tú fumas sabes que no le estás haciendo un bien a tu cuerpo. A pesar de la sensación relajante que te podría dar la nicotina a medida que altera el balance de químicos en tu cerebro, la nicotina de los cigarrillos aumenta la presión arterial y la frecuencia cardiaca en reposo (pulso) añadiendo más estrés a tu corazón. Fumar también hace que tu sangre se torne más viscosa, aumentando la probabilidad de formación de coágulos en la sangre dentro de los vasos sanguíneos, y reduce tus niveles de oxígeno privando a tu corazón del mismo. A través de este y otros mecanismos, el fumar aumenta la formación de placa en tus arterias.

A pesar del hecho de que casi todo el mundo asocia a los cigarrillos con enfermedad pulmonar, fumar es la causa de aproximadamente el 30 por ciento de las enfermedades cardiacas.

Si eres una fumadora activa, si fumaste hace menos de 10 años o si has estado expuesta a humo de segunda mano, entonces tienes un factor de riesgo adicional de contraer una enfermedad cardiaca. Las mujeres que fuman tiene un riesgo de 25 por ciento más alto de desarrollar una enfermedad cardiaca comparado a los hombres que fuman. ¡Toma acción y elimina los cigarrillos de tu vida!

Yo entiendo que cuando se trata de dejar de fumar es más fácil el dicho que el hecho. Muchas veces, las mujeres recurren al cigarrillo como una forma de afrontar el estrés y la frustración. Como doctora de muchas mujeres que han estado en la misma posición en la que tú podrías estar en este momento, yo entiendo que no es una tarea fácil. La excitación y las razones de "sentirse bien" hacen que sea difícil dejar de fumar, sin embargo, la buena noticia es que hay muchas maneras de obtener ayuda para parar. Una vez dejes de fumar, tu riesgo de desarrollar una enfermedad cardiaca se reduce a la mitad en solo un año, y el riesgo sigue bajando a partir de ahí. (Mira el Apéndice II).

Mientras que el matrimonio reduce en gran medida el riesgo de enfermedad cardiaca en los hombres, el estrés del matrimonio aumenta el riesgo de enfermedad cardiaca en las mujeres.

Estres – Postres

Estas dos palabras tienen más que varias letras en común.

El estrés simplemente no se toma lo suficientemente en serio como una amenaza a la salud. Sin importar cuál sea su fuente, demasiado estrés puede incrementar tu riesgo de enfermedad cardiaca.

El estrés crónico (estrés que experimentas por un período de tiempo largo) puede resultar en hábitos dañinos para la salud que aumentan tu riesgo de enfermedad cardiaca. Algunos ejemplos son el fumar, falta de actividad física regular, alcohol en exceso y malos hábitos alimenticios.

Cómo el estrés afecta a tu corazón

Pues bien, todo comienza con la parte inconsciente del sistema nervioso, llamado sistema nervioso *autónomo*. Este sistema se divide en dos ramas, simpático y parasimpático. Estas ramas trabajan juntas para controlar algunas de las actividades involuntarias del cuerpo, produciendo químicos que dirigen esas actividades. La rama simpática normalmente libera una hormona de estrés llamada adrenalina. Durante momentos estresantes, se produce mucha adrenalina en exceso lo que causa que tu ritmo cardiaco y presión arterial se disparen y estimula tus células que coagulan la sangre llamadas plaquetas. Muchas personas han sentido palpitaciones en algún momento (latidos del corazón fuertes, aceleramiento o mariposeo en tu pecho). Estos son indicios de un aumento en la presión arterial y son el resultado de un incremento en la adrenalina.

Cuando el estrés continua sin interrupción durante un largo periodo de tiempo, tu presión arterial se mantiene más alta de lo normal, y podrías desarrollar presión arterial alta (hipertensión). Las hormonas del estrés como la adrenalina pueden dañar vasos sanguíneos reduciendo su flexibilidad y haciéndolos más vulnerables a la ruptura de placa.

El estrés emocional y mental también se ha vinculado con una reducción del flujo sanguíneo al músculo cardiaco. Esto pareciera estar relacionado al endurecimiento de las arterias coronarias, especialmente las más pequeñas. Esto puede conducir a la disfunción micro vascular coronaria (DMC) la cual es más común en la mujer. Esta reducción en el flujo sanguíneo desencadenada por el estrés se asocia con una duplicación del riesgo de sufrir un ataque cardiaco en el futuro y muerte para personas con enfermedad cardiaca.

¿Cómo sabes si tienes demasiado estrés?

Si estás experimentando demasiado:

- Ira
- Dolor de espalda
- Presión en el pecho
- Dolores de cabeza
- Palpitaciones del corazón
- Incapacidad de relajarte por la noche
- Incapacidad de concentrarte
- Incremento en la presión arterial
- Diagnosticada con el síndrome de colon irritable
- Diagnosticada con ansiedad o depresión

entonces probablemente tienes un nivel de estrés en tu vida en este momento que no es saludable.

El estrés asociado a recursos sociales y económicos inadecuados, ser una cuidadora, tu matrimonio y adversidades temprano en la vida son muy comunes en las mujeres. Los mismos también han sido vinculados a condiciones cardiacas adversas.

Hay investigaciones que muestran que estos factores afectan a la mujer de forma diferente que al hombre. Por ejemplo, mientras que el matrimonio mayormente reduce el riesgo de enfermedad cardiovascular en el hombre, el estrés del matrimonio aumenta el riesgo de enfermedad cardiovascular en la mujer.

Se necesitan más estudios para poder entender mejor los papeles que estos factores de riesgo de estilos de vida juegan en la mujer, cómo manejarlos y cómo impactan la aparición y resultado de la enfermedad cardiovascular.

Ser sociable

La soledad aparenta ser un factor de riesgo para la enfermedad cardiovascular según un análisis de estudios reciente liderado por la Dra. N. Valtorta y publicado en la revista médica *Heart*. Este análisis de múltiples estudios vinculó las relaciones sociales mediocres a un incremento del 29 por ciento en el riesgo de enfermedad cardiovascular. Tener una red social más sólida parece beneficiar a tu corazón.

Hacen falta investigaciones adicionales para evaluar cómo estos factores de riesgo impactan a la mujer con enfermedad cardiovascular versus el hombre.

Yo creo que todas las mujeres se beneficiarían de una mejor comprensión de las asociaciones entre las hormonas reproductivas, la salud cardiovascular y el riesgo de las terapias hormonales, y de orientarse sobre las acciones apropiadas a tomar para proteger su salud cardiovascular. Juntas podemos abogar por más investigaciones para entender este aspecto importante de nuestra salud.

¿Qué exámenes necesito para averiguar si tengo una enfermedad cardiovascular?

Ya sea que vas a tu médico porque reconoces que has estado experimentando síntomas que sugieren una enfermedad cardiovascular, o porque te has dado cuenta de que estás en riesgo, una vez tu médico complete un examen físico e historial de salud, ella o él querran hacer otras pruebas. Todo esto dependerá de tus síntomas.

Tanto las mujeres como los hombres sufren ataques cardiacos, pero los métodos comunes para evaluar el riesgo de enfermedad cardiovascular no han sido tan efectivos en las mujeres como en los hombres. Aproximadamente un 64 por ciento de las mujeres que mueren repentinamente por una enfermedad cardiovascular no tenían síntomas previos. Esto significa que los factores de riesgo y resultados tradicionales subestiman el riesgo de enfermedad cardiovascular en la mujer. Por lo tanto, es imperativo descubrir formas más eficaces y precisas para identificar el riesgo de enfermedad cardiovascular en la mujer.

Las pruebas para diagnosticar enfermedades cardiovasculares son menos precisas en las mujeres que en los hombres. A pesar de que el Colegio Americano de Cardiología (CAC) y la Asociación Americana del Corazón (AAC) recomiendan una prueba de estrés como la prueba de diagnóstico inicial para las enfermedades cardiovasculares, este es menos preciso para la mujer.

La prueba actual para detectar enfermedades cardiovasculares se enfoca en la detección de acumulación de placa en las arterias coronarias que suplen de oxígeno y nutrientes al corazón. Pero es menos probable que las mujeres tengan obstrucciones en el flujo sanguíneo hacia el músculo cardiaco. Por lo tanto, la mejor prueba de diagnóstico es la que es capaz de identificar la falta de flujo sanguíneo al corazón y su causa. La disfunción micro vascular coronaria (DMC) es difícil de diagnosticar ya que no existe una prueba para ello.

La buena noticia es que un estudio reciente mostró que la prueba conocida como Cardio resonancia magnética de estrés T1 (Cardiac MRI stress T1) podría ser una forma efectiva de diagnosticar enfermedades cardiovasculares en la mujer, y tenemos la esperanza de que estará disponible para la comunidad en un futuro cercano. Se necesitan más investigaciones para determinar las formas más eficaces y precisas de detectar enfermedades cardiovasculares en la mujer.

Prueba de Estrés

Existen distintos tipos de pruebas de estrés. La más conocida es la Prueba de Esfuerzo con Ejercicio (ETT, por sus siglas en inglés). Durante una ETT caminas o corres en una caminadora o pedaleas en una bicicleta estacionaria mientras tus médicos monitorean tu presión arterial, ritmo cardiaco y la actividad eléctrica de tu corazón en busca de cambios que sugieran un bloqueo del flujo sanguíneo hacia el corazón.

En algunos casos, la ETT puede ser combinada con pruebas que proveen imágenes de tu corazón que muestran cómo está fluyendo la sangre y cómo está bombeando el corazón cuando está en reposo y en estrés. (p. ej., ecocardiograma, tomografía computarizada de emisión de fotón único (SPECT, por sus siglas en inglés), gammagrafía de perfusión miocárdica y tomografía por emisión de positrones cardiaca (PET, por sus siglas en inglés))

Si tú no puedes caminar, entonces tu médico podría sugerir una prueba de estrés utilizando medicamentos en su lugar. En este tipo de prueba no caminarás en una caminadora, sino que te inyectarán un medicamento en tu vena que simula los efectos del ejercicio.

Cuando el médico ordena este tipo de prueba, ella o él está interesado en determinar si tus síntomas podrían ser causados por una arteria bloqueada.

Si tienes una prueba de estrés con un resultado anormal, tu médico podría sugerir otras pruebas, en esta ocasión para echarle un vistazo a tus arterias del corazón y evaluar la severidad del bloqueo. Entre estos estudios figuran la angiografía por tomografía computarizada (ATC) y la angiografía coronaria, también conocida como cateterismo del corazón.

TAC tomografía axial computarizada (CT scan) de las arterias coronarias

Una tomografía axial computarizada (conocida en inglés como CT scan), utiliza una cantidad de rayos-x para tomar fotografías dentro del cuerpo. Esto también puede ser utilizado para determinar si las arterias coronarias que suplen de sangre al tejido muscular cardiaco están bloqueadas.

Los resultados del TAC aparentan tener un 26 por ciento de resultados positivos falsos, indicando que existe un bloqueo u obstrucción significativo cuando en realidad no es así. Parece que la explicación de este problema es la cantidad de placa almacenada como un posible artefacto. La presencia de calcificación severa en las arterias coronarias puede tener la tendencia a parecer más grande de lo que verdaderamente es. En esos casos, el bloqueo parece ser peor de lo que es en realidad. Mientras mayor seas, mayores son las probabilidades de tener un resultado positivo falso con una TAC (donde la tomografía ve que tienes un bloqueo cuando en realidad no existe). Habla con tu médico para ver si una TAC sería beneficiosa o precisa y así ayudar a determinar tu riesgo de enfermedad cardiovascular.

Cateterismo del Corazón (o Coronario)

Este procedimiento también utiliza rayos-x para ver los vasos sanguíneos de tu corazón y buscar cualquier restricción de flujo sanguíneo hacia tu corazón. Un angiograma coronario es el tipo de cateterismo cardiaco más común utilizado para diagnosticar y tratar condiciones del corazón y de los vasos sanguíneos.

Durante un angiograma coronario, un tipo de tinte especial visible a las máquinas de rayos-x se inyecta en los vasos sanguíneos de tu corazón. La máquina de rayos-x rápidamente toma una serie de imágenes que miran el flujo de tus vasos sanguíneos. Durante ese procedimiento, y de ser necesario, tu médico puede abrir arterias del corazón tupidas mediante una angioplastia.

Resultados de las pruebas

Una vez se hayan completado tus pruebas tendrás un diagnóstico y plan de tratamiento, pero desafortunadamente para muchas de ustedes, la investigación habrá terminado aquí y tendrás que seguir sin una explicación para tus síntomas.

Angioplastia: Un procedimiento para abrir arterias bloqueadas de tu corazón. Un tubo delgado se inserta en tus arterias con un pequeño globo y un stent. Una vez en el área que está obstruida o que se ha estrechado, se infla el globito para abrir la obstrucción y entonces se puede insertar el stent.

Stent (endoprótesis vascular): Un pequeño cilindro de metal que se inserta dentro de una arteria para liberar un bloqueo causado por la placa.

Aproximadamente un 64 por ciento de las mujeres que mueren repentinamente de una enfermedad cardiaca, no presentaban síntomas previos.

Síntomas de Enfermedades Cardiacas

Cuántas veces has escuchado a la gente decir: "Ellos hicieron las pruebas y todo salió normal, pero yo no me siento bien y sigo teniendo los mismos síntomas."

¿Con qué se comparan mis resultados normales?

"Tenemos que aceptar el hecho de que un angiograma "limpio" en una mujer con síntomas no significa que tiene un corazón saludable."

--Dra. Nitza Álvarez

Existen diferencias fundamentales en los vasos sanguíneos de la mujer y el hombre que contribuyen a diferenciar cómo una enfermedad cardiaca se desarrolla, progresa y responde al tratamiento. Se ha determinado que hasta la mitad de las personas que se someten a un angiograma coronario no urgente debido a un dolor en el pecho no presentan evidencia de arterias bloqueadas; sin embargo, estas mujeres tenían señales y síntomas incapacitantes, así como eventos adversos a largo plazo.

Dolor de pecho

El mecanismo del dolor de pecho es distinto en la mujer y en el hombre. A fin de comprender los diferentes mecanismos, quiero que visualices tu circulación coronaria como si fuese un árbol. Tus principales arterias coronarias serán el tronco y habrá múltiples ramas que se van achicando. Las ramas más pequeñas están ubicadas en la parte exterior del árbol. Estas ramas representan la microvasculatura ("micro" por pequeño).

Tu dolor en el pecho puede provenir de una condición que afecta las ramas principales de las arterias coronarias o a la microvasculatura. Si tu dolor en el pecho proviene de las ramas principales, a esto se le conoce como *enfermedad Vasoespástica*, una palabra adornada para describir espasmos en tus arterias. Si el espasmo ocurre de vez en cuando, esto provocará una condición conocida como *angina de Prinzmetal*. Sin embargo, si los espasmos son persistentes, esto podría provocar un ataque cardiaco.

En los últimos 30 años ha habido una serie de estudios que muestra que el dolor de pecho puede ser causado por falta de flujo sanguíneo al corazón debido a un malfuncionamiento de la microvasculatura. A esta condición se le conoce como disfunción microvascular coronaria (DMC). Nosotros pensamos que esto se debe a dos cosas:

1. Disfunción de la dilatación microvascular, cuando esos vasos pequeños no pueden relajarse adecuadamente.

2. Incremento en la constricción microvascular, lo cual involucra espasmos de estas arterias muy pequeñas. La constricción microvascular puede reducir el flujo sanguíneo al músculo cardiaco lo suficiente como para provocar el síndrome del corazón roto (también conocido como *síndrome de cardiomiopatía de Takotsubo*).

Las personas con enfermedad microvascular son por lo general mujeres, más jóvenes de lo usual para tener una enfermedad cardiovascular, y postmenopáusicas. El dolor de pecho podría ocurrir durante actividad física o en reposo. Los síntomas del dolor de pecho pueden durar horas y pueden exacerbarse en un corto período de tiempo. Debido a que existen varias causas diferentes, no todas las personas experimentan un alivio con los medicamentos comunes. Más de la mitad de las personas no reciben la ayuda necesaria de los medicamentos comunes recetados para tratar el dolor de pecho, como por ejemplo la nitroglicerina.

Una señal que podría indicar una enfermedad microvascular es el dolor de pecho que se desarrolla durante:

- Prueba de estrés químico
- Estrés emocional
- Fumar
- Exposición a condiciones del tiempo extremadamente frías

MINOCA E INOCA

Estos términos se utilizan para describir cuando una persona, usualmente una mujer, tiene un ataque cardiaco o síntomas de falta de flujo sanguíneo (a lo que también se le conoce como isquemia), pero no hay evidencia de arterias bloqueadas en un angiograma coronario.

MINOCA es el acrónimo inglés para: infarto al miocardio sin enfermedad coronaria aterosclerótica obstructiva. MINOCA representa hasta un 14 por ciento de todos los ataques cardiacos, y está presente más frecuentemente en pacientes más jóvenes.

INOCA es el acrónimo inglés para: isquemia sin enfermedad coronaria aterosclerótica obstructiva. Si tienes esta condición, te recetarán medicamentos al igual que cambios en tu estilo de vida. Los medicamentos recomendados incluyen el uso de beta bloqueadores (p. ej., atenolol, carvelidol, metoprolol), bloqueadores de canales de calcio (amlodipina, Cardiazem®), nitratos (p. ej., isosorbide), estatinas e inhibidoeres de la enzima convertidora de Angiotensina ECA (p. ej., benazepril, captopril, lisinopril). Suplementos tales como L-arginine y agentes para la modulación del dolor también podrán ser recomendados de ser necesario.

No tienes un menor riesgo de sufrir un ataque cardiaco solo porque tus arterias estén "normales"

No permanezcas en silencio

El silencio sobre tus síntomas te podría costar la vida, y nadie desea el silencio eterno. Así que por favor, ¡habla! Si estás describiendo tus síntomas y preocupaciones y no te están escuchando, habla más alto e insiste. Sin embargo, si te siguen ignorando, entonces es el momento de buscar atención médica de un doctor distinto, alguien que demuestre sensibilidad a tus necesidades, que entienda que los síntomas en las mujeres son distintos y que sea capaz de reconocerlo.

Sí, lo que acabas de leer es lo que he dicho: cambia tu médico si eso es lo que tienes que hacer para recibir el cuidado que te mereces.

> El objetivo de este libro es fomentar la concientización del riesgo elevado que nosotras las mujeres tenemos de morir a causa de una condición médica que es prevenible.

¿Y si hago ejercicio?

> A mi pandilla de las activas: Simplemente porque seas activa, no estás exenta de la enfermedad cardiaca.

Recuerda la prueba que hiciste nos deja saber que la vida sedentaria es solo un factor de riesgo. Hasta cuando crees que todo está bien, tal vez no sea así. En mi práctica yo atiendo a muchas pacientes muy activas de todas las edades. La mayoría de las veces, cuando te topas con alguien que hace ejercicio con regularidad, ella piensa que las palabras *enfermedad cardiaca* no aplican a su persona. Aunque el ejercicio elimina uno de los factores de riesgo y ayuda a controlar otros como la presión arterial alta, diabetes y un alto contenido de lípidos en la sangre, es importante que te examines en busca de síntomas sutiles que tal vez tú estés ignorando, tales como falta de aire o fatiga.

Permíteme compartir contigo una historia de una de mis queridas pacientes que vino a verme porque su esposo pensaba que debería visitarme al menos una vez para un chequeo. Él dijo: "Ella es saludable pero, por supuesto, nos estamos poniendo viejos." Su esposa era una mujer muy activa. Su rutina de ejercicios consistía en correr diariamente, yoga tres veces por semana y Pilates de 2-3 veces por semana. Mantenía una dieta saludable, basada mayormente en alimentos de origen vegetal. Durante nuestra primera consulta comenzamos a hablar sobre su vida. A medida que yo le preguntaba sobre su habilidad de completar sus tareas cotidianas diarias como tender la cama, jardinería y limpieza, ella mencionó que había estado notando un poco de falta de aire mientras corría; pero nada más aparte de eso. Al seguir indagando ella me confesó que la falta de aire es algo nuevo y que le había estado molestando, pero pensaba que tal vez estaba relacionado con su edad. Yo le recomendé que se sometiera a una prueba de ejercicio en una caminadora (prueba de estrés).

En resumidas cuentas, su prueba de estrés resultó ser bastante anómala, requiriendo pruebas adicionales que revelaron una enfermedad cardiaca severa, necesitando una intervención, ya que ella mostraba señales de lesión al corazón.

¡Nadie está exento!

Ahora, dos meses más tarde, cuando ella sale a correr por las mañanas, ya no siente la falta de aire. ¿Te imaginas lo que hubiese pasado de haber continuado corriendo e ignorado sus síntomas?

> "Tenemos que aceptar el hecho de que un angiograma 'limpio' en una mujer con síntomas, no significa que tenga un corazón saludable."
>
> --Dra. Nitza Álvarez

¿Cómo puedo saber si es un ataque cardiaco?

¿Cómo puedes saber si tú o una mujer amada podría estar sufriendo un ataque cardiaco o síntomas que sugieren una EAC (enfermedad de las arterias coronarias), como la angina de pecho?

> *La palabra "angina" proviene de la palabrea griega ankhone, que significa "estrangular." Es un tipo de dolor de pecho o malestar provocado por una reducción del flujo sanguíneo al corazón.*

A pesar de que un ataque cardiaco usualmente es el resultado de años o décadas de una enfermedad cardiaca, pudo haber pasado desapercibida hasta ahora. Es posible que un ataque cardiaco sea la primera señal de que algo anda mal con tu corazón. Reconocer estos síntomas podría marcar una diferencia en tu supervivencia.

Un ataque cardiaco ocurre cuando tu corazón no recibe un flujo sanguíneo apropiado a través de las arterias coronarias, causando que se lesione. Esta lesión resulta en un corazón ineficiente; una bomba débil. Pero también puede convertirse en una condición que pone en riesgo la vida y hasta provocar la muerte cuando la lesión es lo suficientemente grave como para afectar el funcionamiento normal de tu corazón, como sus latidos.

¿Cuáles son los síntomas de un ataque cardiaco en la mujer?

En términos generales, muchos de los síntomas de un ataque cardiaco en la mujer son llamados síntomas *atípicos*. No hay nada atípico sobre los síntomas de un ataque cardiaco en las mujeres, aparte de que no son los síntomas que típicamente experimentan los hombres. Ya es hora de que reconozcamos las diferencias entre la salud cardiaca de la mujer y la del hombre. Mujeres y hombres con EAC experimentan síntomas distintos y a menudo se tratan de forma diferente y tienen resultados diferentes.

Las mujeres deben estar atentas a síntomas como:

- Falta de aire cuando está en reposo o durante sus actividades diarias.
- Presión o malestar abdominal (barriga)
- Malestar en la parte inferior del pecho
- Fatiga
- Dolor de espalda (p. ej., dolor entre los omóplatos-- ¿recuerdas a la Sra. N.?)

- Náusea

Otras señales de advertencia clásicas o *típicas* de un ataque cardiaco que prevalecen más en el hombre, pero que también pueden surgir en la mujer, incluyen una sensación de compresión en el centro del pecho que se extiende hacia el cuello, la mandíbula y los hombros, así como malestar en el pecho asociado con náusea, desvanecimiento, sudoración y falta de aire.

Como puedes ver, los síntomas más comunes de EAC en la mujer pueden ser muy sutiles y pueden crear un cuadro confuso que podría retrasar un diagnóstico correcto. Para muchas mujeres, esto resulta en muchas y repetidas pruebas no relacionadas al corazón antes de obtener un diagnóstico definitivo. Esto puede traer consigo un aumento de preocupación, tristeza y frustración.

¡Tienes que ser tu propia defensora! A menos que estés prestando atención a tus síntomas e insistas en obtener una evaluación médica, la condición de tu corazón puede quedarse sin diagnosticar y, en el peor de los casos, resultar en un ataque cardiaco.

Si estás experimentando cualquiera de los síntomas mencionados anteriormente, no dudes en buscar atención médica. Si sientes que no te están tomando en serio, busca otro médico.

Los peores resultados de salud de las mujeres

Comparado con los hombres, las mujeres desarrollan síntomas relacionadas con la EAC más adelante en la vida. Aproximadamente 10 años más tarde. En todas las edades, la presencia de EAC es menor en la mujer que en el hombre y, a pesar de la menor acumulación de placa en sus arterias coronarias, las mujeres tienen una probabilidad mayor de desarrollar complicaciones y de morir a causa de una EAC que los hombres. A pesar de que el conocimiento sobre las diferencias específicas por sexo ha mejorado, las mujeres menores de 50 años aún tienen una probabilidad tres veces mayor de morir de un ataque cardiaco que los hombres. Comparado con los hombres, las mujeres tienen una probabilidad considerablemente menor de recibir medicamentos y otras terapias, como medicamentos anticoagulantes (trombolíticos) o stents, cuando muestran síntomas de un ataque cardiaco.

Las investigaciones sugieren que los peores resultados podrían deberse a la vacilación de las mujeres de buscar cuidado médico para sus síntomas y no reconocer síntomas *atípicos*. Cuando las mujeres sí buscan el cuidado, también es más probable que tengan más riesgos de salud cardiaca sustanciales que los hombres, tales como presión arterial alta, niveles altos de colesterol malo, niveles altos de glucosa en la sangre y depresión (¡sí, la depresión es un factor de riesgo para ataques cardiacos!).

Otra explicación potencial de esos peores resultados en la mujer es la diferencia en la estructura y la función de algunos de los vasos sanguíneos. Los vasos sanguíneos bien pequeñitos - la microvasculatura - podrían jugar un papel más grande en suplir sangre al corazón y son más propensos a ser disfuncionales en la mujer que en el hombre.

La experiencia que tienen muchas mujeres al buscar cuidado debido a las señales y síntomas de enfermedad cardiovascular es que ellas sienten que sus médicos descartan o trivializan sus síntomas. Estas experiencias conllevan a un retraso en la obtención de un diagnóstico correcto. También causa que las mujeres se tornen más renuentes a seguir repitiéndole sus síntomas a sus médicos.

Si tú no quieres ser otra estadística más, no permitas que este comportamiento te detenga. Sé tu propia defensora y no te detengas hasta obtener una respuesta; aún si esto requiere encontrar a otro médico. Si no estás experimentando ningún síntoma, pero sabes que estás en riesgo de padecer una enfermedad cardiovascular, también debes ser examinada. La prevención es la intervención más importante.

PreventTheStent

¡Por favor *nunca* olvides que hasta los síntomas sutiles cuentan!

¿Cuáles son los factores de riesgo de un ataque cardiaco en las mujeres?

Algunas mujeres no tienen ninguno de los factores de riesgo tradicionales antes mencionados, y aún así sufren un ataque cardiaco. ¿Cómo explicamos esto y cuáles son otros factores de riesgo que podrían contribuir a este aumento en el riesgo?

Numerosos estudios investigativos han mostrado que la calificación de riesgo tradicional original, conocida como Framingham Risk Score, fracasó en identificar el riesgo en un gran número de mujeres. Aún hasta la edad de ochenta años, más de tres de cada cuatro mujeres son consideradas como de bajo riesgo según esta calificación de riesgo tradicional. Hoy día sabemos que la EAC va más allá de los niveles de colesterol y que hay otros factores de riesgo que se cree están asociados a un aumento en el riesgo de sufrir un paro cardiaco. El objetivo de este libro es aprender sobre todos los factores de riesgo de las enfermedades cardiacas que podrían afectarte a ti como mujer.

Las mujeres menores de cincuenta años todavía tienen tres veces una mayor probabilidad de morir de un ataque cardiaco que los hombres.

¿Qué puedo hacer para prevenir un ataque cardiaco?

Para prevenir un ataque cardiaco, conoce tus factores de riesgo y asegúrate de atenderte esas condiciones que requieren tratamiento.

- Escucha las recomendaciones de tu médico.
- Mantente físicamente activa.
- Sigue una dieta saludable para el corazón.

Actividad física

La Asociación Americana del Corazón (AAC) recomienda hacer ejercicio por lo menos 150 minutos por semana de actividad aeróbica de intensidad moderada - eso es 30 minutos al día, cinco días a la semana. Actividad física es cualquier actividad en la que mueves tu cuerpo y quemas calorías. La alternativa a esto es hacer por lo menos 25 minutos de actividad aeróbica vigorosa 3 días a la semana para un total de 75 minutos.

El ejercicio aeróbico beneficia a tu corazón e incluye caminar, trotar, nadar o montar bicicleta, entre otros. Los ejercicios de fortaleza y estiramiento son los mejores para la resistencia y la flexibilidad en general.

Hábitos alimenticios

La dieta juega una parte crucial en la prevención y el tratamiento de las enfermedades cardiovasculares. Sin embargo, incluso entre los expertos, no hay un consenso claro sobre cuál es la dieta más indicada a seguir para prevenir las enfermedades cardiovasculares.

Un muy buen ejemplo y modelo es un artículo reciente de 2017: "Trending Cardiovascular Nutrition Controversies" (Controversias Populares sobre la Nutrición Cardiovascular), publicado en el *Journal of the American College of Cardiology*. Este artículo se concentra en la promulgación de la salud cardiovascular. El consenso es que la salud futura de la población mundial depende en gran parte de un cambio hacia una alimentación más saludable. Puede resultar muy complicado desarrollar un plan dietético con toda la información conflictiva y los alimentos disponibles en las tiendas, muchos de los cuales reclaman beneficios milagrosos. Me gustaría compartir contigo unas cuantas tendencias que parecen ser buenos puntos de partida. Estas cuentan con evidencia respaldada que apoya sus beneficios para el corazón.

Come más productos vegetales

Un importante estudio mostró recientemente una conexión entre el consumo de alimentos de origen animal y vegetal y la muerte. La evidencia sugiere que una dieta basada mayormente en alimentos vegetales mejora los factores de riesgo de enfermedades cardiovasculares y reduce la evolución de las enfermedades cardiovasculares. Esto significa que comer mayormente vegetales no *solo* reduce tu riesgo de desarrollar una enfermedad cardiovascular en primer lugar, sino que, si ya has sido diagnosticada, ¡una dieta basada en alimentos de origen vegetal puede evitar que se empeore!

Algunos ejemplos de alimentos de origen vegetal saludables para el corazón incluyen; nueces, aceite de oliva, vegetales de hojas verdes, legumbres y alimentos ricos en antioxidantes como los vegetales de colores.

Por otra parte, el consumo elevado de proteína animal, incluyendo carnes rojas procesadas y no procesadas, mostró un incremento en el número de muertes. A estos alimentos se les conoce por su alto contenido de grasas saturadas. Algunos ejemplos de productos que son altos en grasas saturadas (i. e., *no* son saludables para el corazón) son: carnes rojas, piel de pollo, jamón, mayonesa, queso y productos lácteos.

Para mejorar tu dieta saludable para el corazón, consume más alimentos de origen vegetal ricos en proteína como nueces y legumbres, y reduce tu consumo de carnes.

Datos sobre la Grasa

Hay muchas clases diferentes de grasas que consumimos en nuestra dieta. Estas incluyen las grasas saturadas, grasas trans, y varios otros tipos de grasas no saturadas.

Grasas saturadas y trans (No saludables para el corazón)

Cuando hablamos de grasas es imprescindible que entendamos algo que se conoce como saturación. Las grasas saturadas ocurren naturalmente en muchos alimentos y tienden a estar en estado sólido a temperatura ambiente, como la mantequilla o la grasa de las carnes. Estas provienen principalmente de fuentes animales, incluyendo carnes y productos lácteos.

Las grasas trans son las más dañinas de todas las grasas. Son artificiales y se forman cuando los fabricantes de alimentos modifican las grasas líquidas (aceites vegetales) para convertirlas en grasas sólidas. El proceso químico se llama hidrogenación y agrega hidrógeno a moléculas de aceite líquido para formar margarina y manteca sólidas.

Alimentos tales como papas fritas, donas, tortas o bizcochos, galletas dulces y saladas y otros productos de repostería que se preparan con manteca tienen un alto contenido de grasas trans.

Niveles altos de grasas trans en la dieta están vinculados al colesterol *malo* elevado (LDL) y a niveles bajos del colesterol *bueno* (HDL).

Si limitas la cantidad de grasas trans que comes ayudarás a reducir la probabilidad de que se obstruyan tus arterias. No existen directrices en cuanto a los límites diarios, ni tampoco un nivel seguro de consumo diario de grasas trans. Esto significa que debemos ingerir la menor cantidad posible.

Ten cuidado al leer las etiquetas de tus alimentos. Sé sabia. Si ves manteca o aceite parcialmente hidrogenado como uno de los primeros ingredientes, ese producto tiene muchas grasas trans dañinas. (Mira el Apéndice II para recursos de cómo entender las etiquetas de nutrición en los alimentos.)

> Haz tus cálculos usando la Tabla de Datos Nutricionales: Suma las grasas poliinsaturadas y monoinsaturadas a las grasas saturadas y resta ese número de la *Grasa total* indicada en la etiqueta. El resultado es el total de grasas trans en ese producto.

Las grasas saturadas de origen animal y las grasas trans no se consideran grasas saludables para tu corazón.

Gratas insaturadas (saludables para el corazón)

Las grasas insaturadas, como las grasas mono o poliinsaturadas, tienden a ser líquidas cuando están a temperatura ambiente (p. ej., aceites vegetales).

Los ácidos grasos monoinsaturados (AGMI) protegen contra las enfermedades cardiacas al reducir tu LDL mientras que aumentan tu HDL. Este tipo de grasa es bueno para ti si lo consumes en cantidades moderadas y si se encuentra en alimentos de origen vegetal tales como nueces, aguacates y aceites vegetales (p. ej., aceitunas, maní, canola, semilla de girasol).

Los otros tipos de grasas insaturadas saludables para el corazón son los ácidos grasos poliinsaturados (AGPI). Estos vienen en dos tipos: ácidos grasos omega-3 y ácidos grasos omega-6. Buenas fuentes de ácidos grasos omega-3 son los pescados grasos tales como el salmón, caballa o macarela, atún, arenque y sardina. Buenas fuentes de ácido graso omega-6 son las nueces, semillas de chía, linaza y de girasol.

Se ha vinculado la sustitución de grasas saturadas (mayormente de la carne y los lácteos) por grasas insaturadas con la prevención de enfermedades cardiovasculares. Los AGPI de omega-3 poseen otros efectos saludables para el corazón como ayudar a elevar tu HDL y bajar tus triglicéridos, y además han sido vinculados con la salud cerebral y la reducción de la inflamación.

Bajar de peso va mucho más allá que tratar de lucir

bonita.

Sobrepeso y Obesidad

El sobrepeso y la obesidad han alcanzado proporciones epidémicas aquí en los Estados Unidos. De acuerdo a la encuesta más reciente del *National Health and Nutrition Examination,* 41.1 por ciento de las mujeres mayores de 20 años en adelante padecen de obesidad, lo que significa que su peso está 20 por ciento o más por encima de lo normal. Las mujeres con obesidad corren un mayor riesgo de sufrir un ataque cardiaco, incluso si no presentan otros factores de riesgo.

Desafortunadamente, muchas personas perciben el tratar de superar la obesidad como un asunto estético y algunas han adoptado la posición de "permanecer con sobrepeso y amarse a si misma tal y como son." Aceptarte de la forma como eres es importante ya que somos únicas y especiales; sin embargo, esto va más allá de los rollitos. Es la grasa abdominal en las capas más profundas, las que recubren los órganos abdominales, la que incrementa tu riesgo de enfermedad cardiovascular. Este exceso de grasa interna está vinculado a:

- Desequilibrio del colesterol (Haciendo que tu HDL baje y tu LDL suba).

- Niveles altos de glucosa en la sangre.

- Aumento en el riesgo de diabetes (debido a la resistencia a la insulina, la hormona que ayuda a reducir la glucosa en tu sangre).

¿Te imaginas cuánto más tiene que trabajar tu corazón a medida que aumenta tu peso? La obesidad incrementa el trabajo que tiene que hacer tu corazón a fin de distribuir la sangre por todo tu cuerpo. Las mujeres que no son físicamente activas tienen una tendencia mayor a la obesidad, y por lo tanto corren un mayor riesgo de diabetes. También tienen niveles más bajos de HDL y sus vasos sanguíneos son menos flexibles, lo que los hace más propensos a la formación de placa. Perder peso va más allá que tratar de verte bonita.

Si dices que te amas a ti misma tal y como eres pero no estás cuidando de tu cuerpo, observando tus hábitos alimenticios y ejercitándote, entonces no te estás amando a ti misma.

¿Cómo puedo prevenir una enfermedad cardiovascular con Aspirina®?

La Aspirina® ha sido un pilar de la prevención primaria de enfermedades cardiovasculares en el hombre desde la publicación del *Physicians Health Study* (Estudio de Salud de Médicos) en 1988. Este estudio fue realizado a 22,000 médicos hombres, predominantemente anglosajones. Sin embargo, el uso de la Aspirina® como terapia preventiva en la mujer no fue estudiado hasta el *Women's Health Study* (estudio de salud de las mujeres, WHS, por sus siglas en inglés), publicado en 2005. Los resultados del WHS reflejaron que la Aspirina® no tiene ningún efecto en la reducción del riesgo de padecer un ataque cardiaco en las mujeres.

La experiencia que tienen muchas mujeres después de buscar atención médica para sus señales y síntomas de enfermedad cardiovascular es que sienten que sus médicos descartan o trivializan sus síntomas.

Factores de riesgo emergentes

En 2019 las enfermedades cardiovasculares siguen siendo la principal causa de muerte en Estados Unidos de América. Esta estadística revela que aún no entendemos por completo esta compleja condición. Hemos utilizado los factores de riesgo tradicionales para identificar a los pacientes con riesgo de enfermedad cardiovascular y, a pesar de ello, seguimos sepultando a 420,000 mujeres en Estados Unidos de América cada año debido a esta condición.

Por más de una década se han llevado a cabo investigaciones sobre factores de riesgo novedosos y su potencial para diagnosticar enfermedades cardiovasculares en una fase temprana. Estudios sobre estos factores de riesgo emergentes nos han ayudado a entender el complicado proceso de la arteriosclerosis y a identificar nuevos objetivos de terapias para evitar el surgimiento de enfermedades cardiovasculares, o retrasar su progreso si es que ya tienes una.

Homocisteína

La homocisteína es producida por el metabolismo de un aminoácido esencial del cuerpo que se encuentra mayormente en la grasa animal conocida como metionina. Los niveles elevados de homocisteína se han vinculado al deterioro de las paredes arteriales, lo cual puede provocar el desarrollo de placa.

¿Quién debe hacerse un examen?

Cualquier mujer que haya sido diagnosticada con una enfermedad cardiovascular pero no tiene los factores de riesgo tradicionales, y cualquier mujer que tenga un historial familiar de enfermedad cardiovascular a temprana edad.

¿Qué causa que se eleven los niveles de homocisteína?

Algunos de los factores que provocan un incremento en los niveles de homocisteína incluyen:

- Deficiencia de vitamina B (vitaminas B6, B12 y folato)
- Deficiencia de estrógeno
- Problemas renales
- Trasplantes de órganos
- Niveles bajos de la hormona tiroidea

- Fumar

- Estrés

Bajar los niveles de homocisteína reduce tu riesgo de padecer una enfermedad cardiovascular.

Cómo reducir tus niveles de homocisteína

Puedes lograrlo incrementando el consumo de vitaminas B en tu dieta:

- Folato (vitamina B9) con más vegetales de hoja verde, naranjas y cereales fortificados. Los cereales contienen ácido fólico que es una forma de folato artificial (pero yo preferiría que lo tomaras en su forma natural y evitaras los alimentos procesados).

- Vitaminas B6 con bananas, papas, bulgur, calabaza de invierno, espinaca, tofú, garbanzo, atún, hígado de res, salmón, pollo y pechuga de pavo.

- Vitamina B12 con almejas. Las almejas son indiscutiblemente la fuente más rica de vitamina B12, seguido muy de cerca en segundo lugar por el hígado de res. La vitamina B12 también se encuentra en el salmón, atún, huevos, leche, yogur y queso.

Si llevas una dieta en la que evitas todos los alimentos derivados de animales tal vez te sea difícil consumir suficiente vitamina B12, ya que esta vitamina se encuentra

110

principalmente en productos animales; sin embargo, algunos alimentos derivados de plantas ricos en vitamina B12 incluyen los cereales fortificados y leches vegetales fortificadas.

Para que las vitaminas-B reduzcan los niveles de homocisteína eficazmente necesitas los tres: folato, vitamina B6 y vitamina B12. Desafortunadamente, solo un porcentaje bajo de estadounidenses obtiene suficiente vitamina B de su dieta solamente. En algunos casos, puede ser necesario tomar suplementos para reducir los niveles elevados de homocisteína. Pregúntale a tu médico si debes tomar un suplemento de vitamina B.

Lipoproteína(a)

Este es un tipo de lipoproteína que ayuda a transportar el colesterol en la sangre, parecidas a las que transportan tu colesterol. Lo que hace esta *(a)* diferente es que se asemeja al LDL y a otras partículas que promueven la coagulación. También promueve la inflamación y no es bueno tenerla circulando en tus vasos sanguíneos. Es por ello que tener niveles altos de Lp(a) en la sangre es un riesgo para las enfermedades cardiovasculares, arteriosclerosis y coágulos de sangre. Existen estudios que muestran que esta molécula por sí sola es un factor de riesgo de enfermedad cardiovascular en la mujer.

Debes hacerte la prueba de niveles de Lp(a) si has sido diagnosticada con una enfermedad cardiovascular pero no tienes los factores de riesgo tradicionales o si tienes un historial familiar de enfermedades cardiovasculares a temprana edad.

Si tu nivel de Lp(a) es de 30 mg por dL o más alto, tu riesgo de enfermedad cardiovascular es mayor.

Cómo reducir tus niveles de Lp(a)

Se sabe poco acerca de cómo reducir los niveles de Lp(a). Las recomendaciones actuales son de que se debe comenzar con medicamentos para reducir el LDL si este está elevado. Las estatinas siguen siendo la terapia recomendada porque el tratamiento a base de estatinas pareciera reducir los riesgos de enfermedades cardiovasculares en general.

La vitamina B3 (niacina) reduce los niveles de Lp(a) por hasta 30-40%. La dosis recomendada es 3 g al día. Todavía necesitamos más investigaciones para determinar los métodos más efectivos de cómo reducir los niveles de Lp(a).

Proteína C reactiva (PCR)

Este es un marcador de inflamación. Algunos estudios han demostrado que, de hecho, los niveles altos de PCR en la mujer predijeron su riesgo de ataque cardiaco, incluso cuando el LDL se encontraba dentro del rango considerado como normal. A veces la PCR puede estar elevada durante años antes del primer ataque cardiaco y es un indicador fuerte de problemas cardiacos futuros en personas aparentemente saludables. Esto es importante porque la mitad de los ataques cardiacos ocurren en personas que no tienen niveles de colesterol elevados.

La inflamación en tu cuerpo puede provenir de:

- Infecciones (esta es una de las razones por las que has escuchado que las enfermedades dentales juegan un papel en la enfermedad cardiovascular)

- Colesterol alto

- Fumar cigarrillos

- Presión arterial alta (hipertensión)

- Diabetes

- Gripe o sinusitis

- Cualquier otro alto estado inflamatorio como artritis y fibromialgia.

Cómo reducir tus niveles de PCR

El tratamiento más efectivo ha sido el uso de estatinas y de Aspirina®

Las dietas ricas en fibra están asociadas a niveles bajos de marcadores de inflamación. Trata de comer más alimentos ricos en fibra como linaza y semillas de chía, frijoles y legumbres, granos integrales y nueces.

Considera aumentar tu consumo del mineral esencial magnesio. La mayoría de los estadounidenses consume niveles de magnesio por debajo de lo recomendado. Las pautas alimentarias actuales recomiendan un consumo adecuado de magnesio (310-420 mg por día) con el fin de mantener la salud y reducir el riesgo de enfermedad cardiovascular. Los individuos con un consumo por debajo de la cantidad dietética recomendada (RDA por sus siglas en inglés) son más propensos a tener niveles elevados de PCR. Los alimentos ricos en magnesio incluyen las nueces y semillas, frijoles y legumbres, granos integrales, pescados y mariscos, y vegetales de hoja verde.

Trabaja con tu médico o dietista para identificar los estilos de vida y hábitos dietéticos que promueven la inflamación y abórdalos para ayudarte en el proceso curativo de reducir los niveles de inflamación en tu cuerpo.

Resistencia a la insulina

La insulina es la hormona producida por tu páncreas (un órgano cerca de tu estómago) que es clave para el manejo de la glucosa en la sangre. La insulina ayuda a que los azúcares que absorbes de tus alimentos salgan de tu sangre hacia las células donde pueden ser utilizadas como energía o almacenadas para uso futuro. La glucosa es el tipo de azúcar que constituye la fuente de energía más importante en todos los organismos. Es el azúcar al cual nos referimos cuando hablamos de *glucosa en la sangre*. Todos los azúcares son un tipo de carbohidrato.

En una persona que tiene niveles saludables de glucosa en la sangre, comerse una cena típica hará que le suban los niveles de glucosa en la sangre. Estos niveles activan al páncreas y le indican que produzca insulina. Entonces la insulina viaja a través del cuerpo permitiendo que las células musculares y grasas absorban la glucosa en la sangre para generar energía. A medida que esas células extraen la glucosa de la sangre, los niveles de glucosa en circulación vuelven a descender al rango normal.

A veces el cuerpo no es capaz de manejar tan bien los niveles de glucosa en la sangre. Esto puede ocurrir debido a la diabetes o a la resistencia a la insulina. La resistencia a la insulina es una condición en la que los tejidos del cuerpo de una persona tienen una respuesta reducida a la insulina. Cuenta con una tolerancia desarrollada, o resistencia, a la hormona, haciéndola menos efectiva. Cuando esto ocurre, el páncreas producirá aún más insulina para que las células musculares y grasas absorban la glucosa que necesitan para seguir funcionando. Sin embargo, cuando existe una resistencia a la insulina los niveles de glucosa en la sangre aumentan a pesar de los altos niveles de insulina. Si esto no se corrige, tu cuerpo seguirá produciendo más insulina hasta que tu páncreas ya no pueda producir lo suficiente como para superar la resistencia. En ese momento tus niveles de glucosa en la sangre permanecerán elevados (prediabetes) y a la larga puedes desarrollar diabetes tipo 2.

Si tienes resistencia a la insulina, glucosa alta en la sangre, aumento de obesidad abdominal y niveles anómalos de colesterol, tienes un riesgo más alto de desarrollar una enfermedad cardiovascular.

Las mejores formas de manejar la resistencia a la insulina

La dieta y la actividad física son las mejores formas de tratar la resistencia a la insulina antes de que sea demasiado tarde.

- La actividad física incrementa la sensibilidad de tu cuerpo a la insulina

- Evita los azúcares refinados (p. ej., pan blanco, pasta, dulces y bebidas azucaradas), y los alimentos procesados. Estos tienden a provocar una subida rápida de la glucosa en la sangre.

- Escoge tus alimentos sabiamente. La cantidad de carbohidratos en tu dieta no es tan importante como lo es el tipo de carbohidrato. Los carbohidratos saludables son aquellos que provienen de los vegetales (ojo con las papas—estas son muy altas en carbohidratos), frutas, frijoles y granos integrales. Estos son más ricos en fibra y tu cuerpo digiere la fibra lentamente; por lo tanto, el aumento en el nivel de glucosa en la sangre es moderado evitando las subidas rápidas.

Las mujeres menores de 50 años son todavía tres veces mas propensas que los hombres a morir tras un ataque cardiaco.

¡Yo Sobreviví!

No es raro sentirse frustrada o vulnerable una vez te enteras de que tienes una enfermedad cardiovascular. Quiero que sepas que no estás sola. Como especialista en enfermedades cardiovasculares en la mujer yo veo, casi diariamente, cómo mis pacientes parecen tan vulnerables y a veces hasta se sienten impotentes.

Si tú sufriste un ataque cardiaco, date tiempo para sanar. Una parte de tu corazón se ha lastimado y necesita curarse. El periodo posterior a un ataque cardiaco es crítico en el sentido de que tienes que ser muy prudente con tu actividad física. Durante las primeras 6-12 semanas tu corazón estará atravesando por muchos cambios. Se te anima a participar en actividades físicas, pero este no es el momento de tratar de presumir o empujarte al límite. No tienes absolutamente nada que probarle a nadie, ni a ti misma.

Probablemente tendrás que descansar más. Ten presente que el descanso suficiente es tan importante como tomarte tus medicamentos. Consulta con tu médico sobre programas de rehabilitación cardiaca. Se ha comprobado que son muy efectivos en el período posterior a un ataque cardiaco.

Habla con tu médico sobre lo que sientes. Es común que estés más consciente que nunca de tu cuerpo en este momento. Tal vez hasta sientas que estás demasiado preocupada sobre tu salud, pero la mejor manera de regresar a tu rutina cotidiana es comunicándole todos estos sentimientos a tu médico, aunque ella o él no te lo pregunten. Tu médico puede recomendarte medicamentos antidepresivos o tranquilizantes para ayudarte temporalmente.

También existen grupos de apoyo donde puedes conocer a otras mujeres con condiciones médicas similares. Algunos ejemplos son: Women Heart, The National Coalition for Women with Heart Disease y Mended Hearts. Estos grupos realizan un trabajo extraordinario de educación, además de que puedes recibir consejos de otras personas que están en proceso de recuperación de su enfermedad cardiovascular.

Regresar al trabajo

Con las increíbles mejoras tecnológicas con las que contamos para abrir una arteria bloqueada y con la terapia médica que tenemos disponible para ayudar al corazón a través del proceso de curación, no será necesario que te tengas que ausentar del trabajo durante meses como solía ocurrir en el pasado.

Por supuesto, cada caso es distinto dependiendo de la severidad del ataque cardiaco, el daño a tu corazón y las complicaciones. Por lo tanto, será importante discutir con tu médico y ser honesta sobre el tipo de trabajo que realizas para que ella o él pueda hacer una evaluación precisa sobre cuándo sería apropiado que regreses al trabajo.

La amante sexy

Aunque algunas personas podrían necesitar cierto tiempo antes de sentirse física y emocionalmente preparadas, te puedo garantizar que no tendrás que limitar tu actividad sexual por el resto de tu vida. Estoy consciente de que un ataque cardiaco puede hacerte sentir muy vulnerable; es capaz de hacer sentir a la persona más fuerte, impotente y asustada.

En una ocasión leí la siguiente cita que lo resume todo, "Un ataque cardiaco es un recordatorio de nuestra frágil naturaleza humana." Date tiempo. Como regla general si eres capaz de hacer ejercicio moderado (mira al Apéndice III), entonces estás preparada para comenzar a disfrutar de tu vida sexual.

¿Puedo disfrutar de un trago tras un ataque cardiaco?

Desafortunadamente, hasta donde llegó mi investigación antes de escribir este libro, no ha habido estudios que aborden el asunto en lo que respecta a la mujer. Sin embargo, un grupo de científicos en Francia evaluaron a 353 hombres que sobrevivieron y se recuperaron de su primer ataque cardiaco. Ellos bebían un promedio de 2 tragos al día y, aparentemente el 59

por ciento mostró menos probabilidades de tener condiciones cardiacas adicionales comparado con aquellos que se abstuvieron de beber alcohol.

Se ha comprobado que el alcohol reduce tu riesgo de ataques cardiacos, pero en moderación. Para las mujeres la cantidad recomendada es un trago por día (un trago sería una cerveza de 12 onzas, 1 ½ onzas de licor o 5 onzas de vino). Esto no es acumulativo, por lo tanto, ni se te ocurra tomarte 6 o 7 tragos el fin la semana por los días en los que no bebiste durante la semana.

¿Y qué tal los medicamentos?

Los infartos cardiacos varían, incluso entre las mujeres. Algunas sufrirán bloqueo en ciertas arterias, mientras que otras podrían experimentar espasmos o enfermedad micro vascular.

Parte del tratamiento que tu médico podría recomendar incluye:

- Medicamentos anti plaquetarios
- Beta Bloqueadores
- Estatinas
- Inhibidores ECA

Medicamentos anti plaquetarios

Estos medicamentos ayudarán a mantener el flujo sanguíneo y prevenir la formación de coágulos dentro de las arterias. Uno muy común es la Aspirina®y, durante cierto periodo de tiempo, te podrían recetar dos terapias anti plaquetarias. El efecto secundario más común de estos medicamentos es el sangramiento.

Beta Bloqueadores

Estos medicamentos (p. ej., atenolol, carvelidol, metoprolol) se recetan después de un ataque cardiaco principalmente para bloquear los receptores de adrenalina que de otro modo acelerarían tu corazón y aumentarían su demanda.

La lesión repentina del corazón reduce su habilidad de bombear sangre adecuadamente. Por lo tanto, el cuerpo libera sustancias que hacen que corazón lata más rápidamente y esto lesionará aún más al corazón. Este medicamento también controlará tu presión arterial, evitará los latidos anormales del corazón, evitará el empeoramiento del ataque cardiaco y ayudará a prevenir la remodelación adversa de tu corazón.

Los efectos secundarios más comunes de los bloqueadores beta son la fatiga, un ritmo lento del corazón y mareo, lo que ocurre si tu presión arterial está demasiado baja.

Estatinas

Estos medicamentos para el colesterol son parte de un grupo grande utilizado para controlar el LDL alto (colesterol *malo*). Estos han existido por más de unas cuantas décadas con muchas investigaciones sobre cómo reducen el número de ataques cardiacos en personas con historial de enfermedad cardiovascular o con un alto riesgo de enfermedad cardiovascular. Aún cuando tu colesterol esté normal, tu médico podría sugerir las estatinas tras un reciente ataque cardiaco o stent.

Las estatinas bajan la cantidad de LDL en la sangre al reducir la producción de colesterol en el hígado. Algunas de las estatinas incluyen atorvastatin (Lipitor®), fluvastatin (LEscol®), lovastatin (Mevacor®), pitavastatin (Livalo®), pravastatin (Pravachol®), rosuvastatin (Crestor®) y simvastatin (Zocor®).

Las nuevas normas de colesterol recomiendan que se receten estatinas a aquellos individuos con:

- Un historial previo de ataques cardiacos, apoplejía o angina de pecho.
- LDL alto >190 mg por dL, sin importar el riesgo.
- Un alto riesgo de sufrir un ataque cardiaco en los próximos 10 años.
- Diabetes entre las edades de 40 y 65.

La arteriosclerosis va más allá de tu colesterol y es mucho más compleja. Además de bajar tu colesterol, las estatinas ayudan a reducir la inflamación, y a estabilizar y reducir la

125

placa presente dentro de tus vasos sanguíneos. Mientras menos estable es la placa, mayor es la probabilidad de que se desprenda o rompa y provoque un ataque cardiaco.

Aún si tu ataque cardiaco fue provocado por una enfermedad micro vascular (que es la principal diferencia entre las mujeres y los hombres con ECA - enfermedad coronaria arterial), hay estudios que sugieren que los pacientes con enfermedad micro vascular se benefician del uso de las estatinas. En estudios de estos pacientes, la terapia con estatinas mejoró el funcionamiento del recubrimiento de los vasos sanguíneos y redujo o eliminó el flujo limitado de sangre al corazón. Por lo tanto, la terapia con estatinas podría jugar un papel en el tratamiento de la angina micro vascular.

Los efectos secundarios más comunes de las estatinas son los dolores musculares, además de que podrían afectar el hígado.

Inhibidores ECA
Un ataque cardiaco es el resultado de una reducción en el suministro de sangre (ischemia) a una sección del corazón y resultando en falta de oxígeno a esa área.. Cuando eso ocurre, el cuerpo quiere remodelar, pero lo que queremos es que el músculo cardiaco se sane, sin crear tejido desorganizado.

Se ha comprobado que los inhibidores ECA reducen las probabilidades de remodelar y contribuyen a sanar al corazón. Estos medicamentos han demostrado que mejoran la supervivencia a largo plazo tras un ataque cardiaco y reducen el riesgo de sufrir otro ataque cardiaco o muerte súbita.

Los inhibidores ECA, como los bloqueadores beta, se consideran esenciales después de un ataque cardiaco.

El efecto secundario más común de los inhibidores ECA es tos.

Los síntomas más comunes de la EAC en la mujer pueden ser muy sutiles y pueden crear un cuadro confuso que podría atrasar un diagnóstico preciso.

Insuficiencia Cardiaca en la Mujer

Cuando pensamos en las enfermedades cardiovasculares, generalmente lo que nos viene a la mente es un ataque cardiaco. Es menos probable que pensemos en la insuficiencia cardiaca como una catástrofe cardiovascular aún cuando esta afecta a más de tres millones de mujeres, es la principal razón de hospitalizaciones y una de las principales causas de muerte en mujeres mayores de 65 años.

La insuficiencia cardiaca, como la enfermedad arterial coronaria, puede ser diferente en la mujer ya que nosotras tendemos a sufrir más de insuficiencia cardiaca diastólica que de insuficiencia cardiaca sistólica (debilitamiento del corazón).

No puedo respirar, ¿qué me pasa?

Muchas mujeres experimentan falta de aire a medida que avanzan en edad. ¿Se te hace difícil completar tus tareas diarias? ¿Sigues quedándote sin aire a pesar de los resultados de tus pruebas? Estos síntomas podrían ser atribuidos a muchas cosas, pero no a tu corazón.

Disfunción diastólica (corazón rígido)

A medida que avanzas en edad, especialmente después de la menopausia, existe una condición común entre las mujeres llamada *disfunción diastólica*, que es un término médico para explicar lo que se conoce como corazón rígido. La rigidez del corazón podría ser la explicación por la que tienes dificultad para respirar mientras realizas tus tareas cotidianas en la casa, caminas por el supermercado, tiendes la cama o practicas tu deporte favorito con tus amigos. Si notas que te quedas sin aire fácilmente durante tus actividades y es algo nuevo para ti, esta condición podría ser lo que esté provocando tus síntomas.

La disfunción diastólica ocurre como consecuencia de que tu corazón no se está relajando como es debido. Cuando tu corazón no se relaja bien, se torna rígido. Menos sangre puede entrar a una cámara rígida, así que parte de ella fluye de vuelta a tus pulmones. Cuando esto ocurre, parte de la sangre se acumula en tus pulmones donde se supone que haya oxígeno. A esto se le denomina *congestión pulmonar*, y comúnmente se le refiere como líquido o agua en los pulmones. Cuando hay agua en tus pulmones no puedes respirar normalmente y podría sentirse como que te estás ahogando. Esto es lo que te hace sentir como que te falta el aire.

Cuanto estás reposando y tu cuerpo no exige demasiado oxígeno tal vez no te falte el aire. Sin embargo, en cuanto empiezas a moverte y la demanda aumenta tendrás dificultad para respirar. Mientras te estás moviendo, tu corazón late más rápidamente y por eso es que sientes que te falta el aire cuando te mueves. Si tu corazón está rígido, será aún más difícil que haga su trabajo de bombear sangre cuando necesita latir más rápidamente. Mientras más rápidos son los latidos, menos tiempo tiene para relajarse entre los latidos.

Causas de un corazón rígido

Una de las causas más comunes de esta condición es la presión arterial alta. Otras causas incluyen:

- Obesidad
- Diabetes
- Condiciones pulmonares tales como la enfermedad pulmonar obstructiva crónica (EPOC)
- Anemia
- Condiciones de los riñones, tal como la insuficiencia renal crónica (IRC), donde se produce una pérdida gradual de las funciones renales.

Todas estas condiciones causan inflamación en el cuerpo y, como consecuencia, fomentan la producción de sustancias en tu sistema que promueven el endurecimiento de tu corazón y arterias.

Las limitaciones en la producción de óxido nítrico (ON) se observan comúnmente en mujeres postmenopáusicas y es otra de las causas comunes de esta condición. El óxido nítrico es un compuesto producido por el revestimiento de las paredes interiores de las arterias. Este ayuda a ensanchar los vasos sanguíneos.

Nuevos estudios sugieren que la disfunción diastólica podría estar directamente relacionada a la disfunción micro vascular coronaria (DMC). La lesión que causa esta condición a tu corazón contribuirá a la remodelación de las cámaras del corazón que realizan la función de bombeo, haciendo que su relajamiento sea más difícil. La formación de tejido de remodelación y rigidez de las arterias también contribuyen a la rigidez del corazón.

¿Cómo se diagnostica un corazón rígido?

La manera más común de diagnosticar un corazón rígido es a través de un examen de ultrasonido del corazón, conocido como ecocardiograma. Esto es algo similar a los ultrasonidos que le hacen a las mujeres embarazadas para ver a su bebé, pero en lugar de un bebé miramos tu corazón. Esta prueba es segura porque no es invasiva, está libre de radiación y en su lugar usa ondas sonoras de alta frecuencia.

A través del ecocardiograma podemos evaluar las distintas fases de la función cardiaca incluyendo, entre otras cosas, su habilidad de relajarse y la severidad de la rigidez. Sin un ecocardiograma es difícil saber si existe una disfunción diastólica presente y podría no ser diagnosticada por largo tiempo mientras tú sigues sintiéndote con falta de aire.

A veces tus médicos ni siquiera pensarán en la función diastólica como una posible causa de tu falta de aire. Así que si has estado experimentando dificultad para respirar y aún no han encontrado la causa, o si tal vez detectaron una posible causa pero a pesar de los tratamientos todavía sigues corta de aire, discute tus inquietudes sobre el corazón rígido con tu médico.

¿Existe algún tratamiento para el corazón rígido?

Una vez desarrollas un corazón rígido, los pasos más importantes a seguir son atenderte tu presión arterial alta, reducir tu inflamación y tomar medicamentos para eliminar el exceso de agua si estás experimentando síntomas de falta de aire.

Yo sugiero el uso del suplemento L-arginina para promover la producción de óxido nítrico porque se ha comprobado que mejora el relajamiento de tu músculo cardiaco. Si tienes un corazón rígido pero no tienes síntomas, tal vez el uso de suplementos para aumentar la producción de relajantes de forma natural no sea una mala idea.

¿Todo aquel que tienen un corazón rígido experimenta falta de aire?

No. Puedes tener un corazón rígido y no tener ningún síntoma.

Insuficiencia cardiaca

Cuando experimentas dificultad para respirar y tu médico descubre que tienes un corazón rígido con señales de retención de agua, a eso se le denomina insuficiencia cardiaca. Esta declaración significa que tu corazón está *fallando*. Está fallando al no poder completar su tarea: bombear sangre. Está bombeando ineficazmente porque no puede llenarse adecuadamente. La sangre retrocede hacia la circulación de los pulmones y causa congestión. Este tipo de insuficiencia cardiaca afecta a más de 3.6 millones de mujeres en Estados Unidos.

Tratamiento para la insuficiencia cardiaca

Si has sido diagnosticada con insuficiencia cardiaca tu médico te recomendará un medicamento para aliviar tus síntomas, reduciendo la retención de líquido en tus pulmones. Estos medicamentos se conocen como diuréticos.

Otros medicamentos podrían incluir uno para tu ritmo cardiaco (en caso de que el tuyo sea rápido), y otro si tienes un corazón grueso.

Tal vez te preguntes si, debido al exceso de líquido en tus plumones, deberías beber menos líquidos. Con esta condición existe un delicado equilibrio entre la retención de líquido y la deshidratación, por lo tanto asegúrate de mantenerte hidratada. Recuerda que la restricción de líquido no va a hacer que tu corazón se relaje más, pero evitará el exceso de líquido en él. De hecho, es más importante limitar tu consumo de sal.

A pesar de que las mujeres constituyen cerca del 50 por ciento de todas las admisiones a hospitales a causa de insuficiencia cardiaca, solo un 25 por ciento de las personas que participan en estudios de insuficiencia cardiaca son mujeres.

¿Palpitaciones? ¿Mariposas?

El sistema eléctrico de tu corazón

¡El corazón es una bomba que necesita electricidad! Hay una pulsación eléctrica que hace que el músculo del corazón se contraiga y bombee la sangre. Cada latido del corazón comienza con un impulso eléctrico. Cuando los impulsos eléctricos del corazón no funcionan bien, esto puede provocar problemas conocidos como arritmias. Una arritmia es una interrupción del latido normal del corazón.

Algunos ejemplos de arritmia incluyen:

- Bradicardia (pulso bajo)
- Trastornos de conducción (bloqueo cardiaco): Esto ocurre cuando la electricidad viaja a través del corazón de forma intermitente. Para entender mejor esta condición imagínate un cable eléctrico con alambres parcialmente rotos, los cuales a veces tienes que manipular para ayudar a que la electricidad viaje por ellos.

- Taquicardia (pulso rápido).

La taquicardia es un cubo grande e incluye:

- TSV (taquicardia supra ventricular): Pulsaciones rápidas provenientes de las cámaras superiores de tu corazón (aurícula).

- Contracciones prematuras: un latido prematuro causa que tu corazón lata anticipadamente al próximo latido regular del corazón. Pueden pasar desapercibidas pero algunos pacientes experimentan palpitaciones, mareo y desorientación. Otros experimentan un latido fuerte y a veces la sensación de que el corazón deja de latir momentáneamente.

- Fibrilación auricular (FA): En este tipo de arritmia el latido que se origina en las cámaras superiores del corazón es irregular, desorganizado y rápido. Esto hace que las cámaras superiores del corazón tiemblen en lugar de latir eficazmente.

- Aleteo auricular: una arritmia más organizada que se origina en la aurícula. Aunque es tratada de forma similar a la fibrilación auricular, en esta condición los latidos del corazón aparentan ser más organizados.

- Taquicardia ventricular: Se origina en el ventrículo. Visto mayormente en mujeres con enfermedad cardiovascular. El tratamiento varía y depende de los síntomas y otras condiciones médicas. Se le considera un problema de ritmo serio que puede convertirse en un problema potencialmente fatal. Este tipo de arritmia requiere atención médica inmediata.

Las cámaras del corazón (aurícula y ventrículos):
Dentro del corazón hay cuatro cámaras huecas, dos aurículas y dos ventrículos. Las aurículas derecha e izquierda funcionan como un tanque de volumen para la sangre que será enviada a los ventrículos. Los ventrículos sirven de cámaras de bombeo del corazón.

¿Se considera mi condición un problema eléctrico?

Si experimentas palpitaciones, episodios de mareos y/o falta de aire durante actividades físicas, tu médico te recomendará estas pruebas:

1. Electrocardiograma (ECG): El ECG de 12 derivaciones es una herramienta de diagnóstico utilizada comúnmente. La misma utiliza una series de electrodos colocados en los brazos, piernas y pared torácica de la persona para evaluar la actividad cardiaca desde 12 perspectivas diferentes.

2. Un monitor (si el electrocardiograma no muestra ningún desorden). Este sistema de monitoreo graba la actividad eléctrica del corazón a medida que la persona realiza su rutina normal. Te pondrás una grabadora electrónica pequeña. Esto se usa para identificar interrupciones intermitentes en el ritmo cardiaco conocidas como arritmias. Existen algunos tipos diferentes de monitores:

   a. Monitor Holter: Monitor de 24-48 horas.

   b. Monitor de 30 días: este podría ser útil si tus síntomas no ocurren todos los días.

   c. Grabadoras "loop": monitor insertable. Tu médico recomendará este si los otros monitores no mostraron nada y las demás pruebas diagnósticas arrojaron resultados

140

negativos, pero tú sigues experimentando síntomas.

3. Ecocardiograma para evaluar la estructura del corazón. El mismo muestra anormalidades del corazón.

4. Una prueba de estrés podría ser recomendada para determinar si tu arritmia es provocada por el ejercicio.

Una vez tu médico haya identificado el tipo de arritmia que tienes, ella o él recomendará un tratamiento. Esto podría incluir cambios en tu estilo de vida como consumo limitado de bebidas alcohólicas y bebidas con cafeína, así como asegurar una hidratación adecuada, tomar medicamentos y a veces, un procedimiento para tratar tu problema del ritmo.

De todos estos problemas eléctricos del corazón, quiero profundizar en la fibrilación auricular, puesto que esta es otra área donde se han identificado diferencias entre los sexos (a pesar de que ha recibido menos atención que el ataque cardiaco).

Fibrilación auricular (FA)

La fibrilación auricular es el tipo de arritmia más común a nivel mundial. Las mujeres con FA tienen un mayor riesgo de muerte comparado a los hombres con FA. Incluso se ha demostrado que la fibrilación auricular es un factor de riesgo para la demencia.

Estudios indican que entre las personas con FA, las mujeres son más propensas que los hombres a experimentar síntomas. Más aún, la FA en la mujer se asocia con peores síntomas y calidad de vida, así como con un aumento en el riesgo de complicaciones.

Los síntomas clásicos de FA son palpitaciones del corazón, falta de aire, mareo y dolor de pecho. Existen algunos síntomas atípicos como debilidad y fatiga.

Si tus síntomas no se consideran típicos, entonces esto podría contribuir a los peores resultados observados en las mujeres. Esto se debe a que, a menudo, la falta de síntomas hace que la persona aplace la búsqueda de atención médica, y esa demora aumenta el riesgo.

¿Cuál es mi riesgo de sufrir una apoplejía si tengo FA?

A pesar de que la FA representa un riesgo de apoplejía, se sabe muy poco sobre la base de su mecanismo. La AHA y el Colegio Americano de Cardiología (ACC, por sus siglas en inglés) recomiendan el uso de un marcador conocido como CHA_2DS_2-Vasc Score, para predecir tu riesgo de apoplejía, y además sirve de guía para la terapia anticoagulante.

CHA_2DS_2-Vasc Score

Date un punto por cada condición que puedas tener:

- **Insuficiencia cardiaca** _____
- **Hipertensión** _____
- **Mayor de 65 años** _____
  (2 puntos si eres mayor de 75 años)
- **Diabetes** _____
- **Enfermedad vascular** _____
  (ataque cardiaco previo, arteriosclerosis o PVD)
- **Mujer** _____
- **Historia de Apoplejía** _____ **(2 puntos)**

Si tienes FA y tu CHA_2DS_2-Vasc Score es de 2 o mayor que 2, corres el riesgo de sufrir una apoplejía; por lo tanto, sería recomendable tomar un medicamento que ayude a prevenir que la sangre se coagule. La Aspirina® y otras terapias anti plaquetarias no son la elección adecuada para prevenir un derrame cerebral si tienes FA. Habla con tu médico sobre terapias alternativas, cuyos medicamentos incluyen: antagonistas de la vitamina K (p. ej., Warfarin) y todos los nuevos e Innovadores Anticoagulantes Orales (NOAC, por sus siglas en inglés), tales como Apixaban (Eliquis®), dabigatran (Pradaxa®), edoxaban (Savaysa®) y rivaroxaban (Xarelto®).

La fibrilación auricular ha sido identificada como un factor de riesgo independiente para la insuficiencia cardiaca con fracción de eyección preservada (HfpEf) recién diagnosticada en la mujer, mas no en el hombre. Algunos estudios han establecido una asociación entre la FA y el riesgo de un ataque cardiaco, mostrando que la FA está asociada a un riesgo doblemente mayor de sufrir un ataque cardiaco.

Factores de riesgo de la FA

Los factores de riesgo de la fibrilación auricular incluyen: edad y condición cardiaca existente tales como enfermedad vascular, insuficiencia cardiaca, presión arterial alta, enfermedad arterial coronaria (EAC), diabetes y obesidad.

Aunque los mecanismos de cómo ocurre la FA han sido estudiados ampliamente a través de los años, nuestro entendimiento sobre las diferencias en la anatomía del corazón de mujeres vs. hombres, y cómo las hormonas contribuyen al riesgo y al resultado de la FA es insuficiente, por lo tanto esto debe ser evaluado aún más. Se necesitan investigaciones futuras para abordar las lagunas de conocimiento que existen en cuanto a las diferencias entre los sexos con relación a la FA.

Válvulas del corazón: el corazón contiene 4 válvulas. Las válvulas permiten que la sangre fluya hacia adelante a través del corazón y previenen el flujo hacia atrás.

Los síntomas más comunes de la EAC en la mujer pueden ser muy sutiles y pueden pintar un cuadro confuso lo cual podría retrasar un diagnóstico acertado.

BG – Brecha de Género

A pesar de los esfuerzos para mejorar el diagnóstico y tratamiento de las enfermedades cardiovasculares en la mujer, aun nos topamos con brechas significativas en la comprensión de cómo comienza y progresa la enfermedad y cuál es la mejor manera de tratarla. Como especialista en el manejo de las enfermedades cardiovasculares yo creo que se debe trabajar para crear las mejores herramientas a fin de poder identificarlas antes de que se conviertan en un problema que amenace la vida, pero con más razón aún, *mi filosofía es la prevención*. La prevención siempre será mejor que el tratamiento.

Este libro es mi esfuerzo escrito inicial de regar la voz a todas las mujeres. Depende de nosotras cómo la atención médica va a cambiar en el futuro. Una vez que puedas reconocer tus propios factores de riesgo y síntomas podrás ser tu propia defensora, y ese día estarás trabajando junto a muchas otras mujeres para cerrar esa brecha.

La vida de cada mujer importa. Algunos médicos no están al tanto de las diferencias; no están informados acerca de la disparidad en el cuidado que se le brinda a las mujeres

147

(tacones) vs. los hombres (corbatas); o incluso de las distintas señales y síntomas de enfermedad cardiovascular en la mujer.

Con este libro quiero empoderarte a ti, a tus hijas, madre, primas, tías, vecinas y amigas a tomar las riendas de tu salud y elejir la vida. Una vida saludable. Y tengo la esperanza de que te ayude a prevenir el stent.

#PreventTheStent

Referencias

Ades, P.A., Waldmann, M.L., Polk, D.M., J.T., & Coflesky, J.T. (1992). Referral Patterns and Exercise Response in the Rehabilitation of Female Coronary Patients Aged Greater Than or Equal to 62 Years. American Journal of Cardiology, 69, 1422-1425.

Alexander, K.P., Shaw, L.J., Delong, E.R., et al. (1998). Value of Exercise Treadmill Testing in Women. Journal of the American College of Cardiology, 32(6), 1657-64.

Arad, Y., Spadaro, L.A., Goodman, K., et al. (2000). Prediction of Coronary Events with Electron Beam Computed Tomography. Journal of the American college of Cardiology, 36(4), 1253-60.

Bairey Merz, C.N., Pepine, C.J., Walsh, M.N., & Fleg, J.L. (2017). Ischemia and no obstructive coronary artery disease (INOCA): developing evidence-based therapies and research agenda for the next decade. Circulation, 135, 1075–1092.

Bless, H., Schwarz, N., Clore, G.L., Golisano, V., et al. (1996). Mood and the Use of Scripts: Does a Happy Mood Really Lead to Mindlessness? Journal of Personality and Social Psychology, 71, 665-69.

Centers for Disease Control and Prevention. Current Cigarette Smoking Among Adults—United States, 2016. Morbidity and Mortality Weekly Report 2018, 67(2), 53-9. Accessed February 22, 2018.

Chen, C., Wei, J., AlBadri, A., Zarrini, P., & Bairey Merz, C.N. (2016). Coronary microvascular dysfunction- epidemiology, pathogenesis, prognosis, diagnosis, risk factors and therapy.
Circ J, 81, 3-11.

Chugh, S.S., et al. (2014). Worldwide epidemiology of atrial fibrillation: a Global Burden of Disease 2010 Study. Circulation, 129, 837–47.

Cooper, R., Cutler, J., Nickens, P.D., et al. (2000). Trends and Disparities in Coronary Heart Disease, Stroke and other Cardiovascular Disease in the United States. Circulation, 102, 173-178.

de Lonrgeri, M., Samen, P., Martin, J.L., et al. (1999). Mediterranean Diet, Traditional Risk Factors, and the Rate of Cardiovascular Complications After Myocardial Infarction: First Report of the Lyon diet Heart Study. Circulation, 99, 779-85.

Eikelboom, J.W., Lonn, E., Gensest, J., et al. (1999). Homocysteine and Risk for cardiovascular Disease. Annals of Internal Medicine, 131(5), 363-75.

Farley, T.A., Dalal, M.A., Mostashari, F., & Frieden, T.R. (2010). Deaths preventable in the U.S. by improvements in use of clinical preventive services. Am J Prev Med, 38(6), 600-9.

Freeman, A.M., Morris, P.B. ,Barnard, N., Esselstyn, C.B., Ros, E., Agatston, A., Devries, S., O'Keefe, J., Miller, M., Ornish, D., Williams, K., & Kris-Etherton, P. (2017). Trending Cardiovascular Nutrition Controversies. Journal of the American College of Cardiology, 69(9), 1172-1187. doi: 10.1016/j.jacc.2016.10.086

Goldberg, Nieca. *Women are not small men: Life-Saving Strategies for Preventing and Healing Heart Disease in Women.* Ballantine Books, 2002.

Grodsrein, F., Stampfer, M.J., Manson, J.E., et al. (1996). Postmenopausal Estrogen and Progestin Use and the Risk of Cardiovascular Disease. New England Journal of Medicine, 335(7),453-61.

Hanjai, K.J. (1999). Potential New Cardiovascular Risk Factors: Left Ventricular Hypertrophy, Homocysteine, Lipoprotein(a), Triglycerides, Oxidative Stress, and Fibrinogen. Annals of Internal Medicine, 131(5), 376-86.

Holt-Lunstad, J., & Smith, T.B. (2016). Loneliness and social isolation as risk factors for CVD: implications for evidence-based patient care and scientific inquiry. Heart. doi: 10.1136/heartjnl-2015-309242

Humphries, K.H., et al. (2001). New-onset atrial fibrillation: sex differences in presentation, treatment, and outcome. Circulation, 103, 2365–70.

Lagerqvist, B., Safstrom, K., & Stahle, E. (2001). Is Early Invasive Treatment of Unstable Coronary Artery Disease Equally Effective on Men and Women. Journal of the American College of Cardiology, 38, 41-48.

Ledebogen, F., Gilles, M., Mara, A., et al. (2001). Increased Platelet Aggregability in Major Depression? Psychiatry Research, 102(3), 255-61.

Legato, Marianne J. *The Female Heart: : The Truth about Women and Heart Disease*. William Morrow & Company, 2000.

Levy, S., & Crijns, H.J. (2008). Prognosis, disease progression, and treatment of atrial fibrillation patients during 1 year: follow-up of the Euro Heart Survey on atrial fibrillation. Eur Heart J, 29(9), 1181-9. doi: 10.1093/eurheartj/ehn139.

Lloyd-Jones, D.M., et al. (2004). Lifetime Risk for Development of Atrial Fibrillation: The Framingham Heart Study. Circulation, 110, 1042–1046.

Marcus, B. (1999). The Efficacy of Exercise as an Aid for Smoking Cessation in Women: A Randomized Clinical Trial. Archives of Internal Medicine, 159(11), 1229-34.

Mosca, L., Collins, P., Herrington, D.M., et al. (2001). Hormone Replacement Therapy and Cardiovascular Disease: A Statement for Healthcare Professionals from the American Heart Association. Circulation, 104, 499-503.

Mosca, L., et al. (2011). Sex/Gender Differences in Cardiovascular Disease Prevention. What a Difference a Decade Makes. Circulation, 124(19), 2145-54. doi: 10.1161/CIRCULATIONAHA.110.968792.

Mozzafarian, D., Benjamin, E.J., Go, A.S., et al. (2015). Heart Disease and Stroke Statistics-2015 Update: a report from the American Heart Association. Circulation, e29-322.

National Institutes of Health, Office of Dietary Supplements. Vitamin B12 Fact sheet. Accessed February, 2019.

Nieuwlaat, R., Prins, M.H., Le Heuzey, J.Y., Vardas, P.E., Aliot, E., Santini, M., Cobbe, S.M., Widdershoven, J.W., Baur, L.H.,

Orth-Gomer, K., Mittleman, M.A., Schenck-Gustafsson, K., Wamala, S.P., et al. (1997). Lipoprotein(a) as a Determinant of Coronary Heart Disease in Young Women. Circulation, 95, 329-34.

Pacheco, C., Odayme, Q., Pepine, C.J., & Bairey Merz, C.N. (2018). Why names matter for women: MINOCA/INOCA (myocardial infarction/ischemia and no obstructive coronary artery disease). Clinical Cardiology, 41. 10.1002/clc.22894.

Pepine, C.J. (2004). Ischemic Heart Disease in Women: Facts and Wishful Thinking. J Am Coll Cardiol, 43(10), 1727-30.

Pepine, C.J. et al. (2006). Some Thoughts on the Vasculopathy of Women With Ischemic Heart Disease. J Am Coll Cardiol, 7, 47(3 Suppl), S30-5.

Pepine, C.J., Ferdinand, K.C., Shaw, L.J., Light-McGroary, K.A., Shah, R.U., Gulati, M., Duvernoy, C., Walsh, M.N., & Bairey Merz, C.N. (2015). Emergence of nonobstructive coronary artery disease: a woman's problem and need for change in definition on angiography. J Am Coll Cardiol, 66, 1918–1933.

Ridker, P.M., Hennekens, C.H., Buring, J.E., & Rifai, N. (2000). C-reactive Protein and Other Markers of Inflammation in the Prediction of Cardiovascular Disease in Women. New England Journal of Medicine, 342(12), 836-43.

Rosenfeld, A. (2006). State of the Heart: Building Science to Improve Women's Cardiovascular Health. Am J Crit Care, 15(6), 556-66, quiz 567.

Shaw, L.J., Merz, C.N., Pepine, C.J., Reis, S.E., Bittner, V., Kip, K.E., Kelsey, S.F., Olson, M., Johnson, B.D., Mankad, S., Sharaf, B.L., Rogers, W.J., Pohost, G.M. & Sopko, G. (2006). The economic burden of angina in women with suspected ischemic heart disease: results from the National Institutes of Health—National Heart, Lung, and Blood Institute–Sponsored Women's Ischemia Syndrome Evaluation. Circulation, 114, 894–904.

Shah, A.J., et al. (2014). Sex and Age Differences in the Association of Depression With Obstructive Coronary Artery Disease and Adverse Cardiovascular Events. Journal of the American Heart Association: Cardiovascular and Cerebrovascular Disease, 3.3, e000741.

Svennberg, E., et al. (2015). Mass Screening for Untreated Atrial Fibrillation: The STROKESTOP Study. Circulation, 131, 2176–84.

Taqueti, V.R., et al. (2017). Excess Cardiovascular Risk in Women Relative to Men Referred for Coronary Angiography Is Associated with Severely Impaired Coronary Flow Reserve, Not Obstructive Disease. Circulation, 135.6, 566–577.

Taylor, S.E., Klein, L.C., Lewis, B.P., Gruenewald, T.L., Gurung, R.A., & Updegraff, J.A. (2000). Biobehavioral Responses to Stress in Females: Tend-and-Befriend, not Fight-or-Flight. Psychological Review, 107(3), 411-29.

Vaccarino, V., Parsons, L., Every, N.R., Barron, H., et al. (1999). Sex-Based Differences in Early Mortality After Myocardial Infarction. New England Journal of Medicine 341(4), 217-25.

Valtorta, N.K., Kanaan, M., Gilbody, S., Ronzi, S., & Hanratty, B. (2016). Loneliness and social isolation as risk factors for coronary heart disease and stroke: systematic review and meta-analysis of longitudinal observational studies. Heart, 102(13), 1009-16. doi: 10.1136/heartjnl-2015-308790.

Wei, J., Nelson, M.D., Sharif, B., Shufelt, C., & Bairey Merz, C.N. (2018). Why do we care about coronary microvascular dysfunction and heart failure with preserved ejection fraction: addressing knowledge gaps for evidence-based guidelines. European Heart Journal, 39(37), 3451–3453.

Apéndice I

Aditivo alimentario	¿Dónde se encuentra? / ¿Cómo se usa?	Efectos dañinos
Glutamato Monosódico (MSG)	Aditivo alimentario común usado para intensificar y realzar el sabor de las comidas saladas	Asociado al aumento de peso y síndrome metabólico.
Jarabe de maíz de alta fructosa	Es en edulcorante hecho de maíz. Se encuentra en sodas, jugos, dulces y golosinas	Aumento de peso y diabetes. Aumento de la inflamación.
Sabores artificiales	Diseñado para imitar sabores de alimentos	Pérdida de médula ósea cuando se consume en cantidades altas.
Edulcorantes artificiales	Agregado a muchos alimentos y bebidas dietéticas para realzar la dulzura	El dolor de cabeza y el aspartame se han asociados al cáncer.
Nitrito de Sodio	Usado como preservativo para reducir el crecimiento de bacterias y agregar color rosado y sabor salado a la comida. Se encuentra en carnes procesadas.	Cáncer de estómago, colorrectal, vejiga y seno. Incidencia elevada de diabetes Tipo I.

Aditivo alimentario	¿Dónde se encuentra? / ¿Cómo se usa?	Efectos dañinos
Colorante artificial	Utilizado para realzar el color y mejorar la apariencia de los alimentos	Aumenta el riesgo de tumor en la tiroides (Rojo 3). Podría promover la hiperactividad.
Carragenano – derivado de las algas marinas	Usado como espesante, emulsificador y preservativo. Se encuentra mayormente en la leche de almendras, queso tipo *cottage*, helado, cremas para el café y productos no lácteos.	Aumenta los niveles de glucosa en la sangre en ayunas y la intolerancia a la glucosa.
Benzoato de sodio	Preservativo que a menudo se agrega a bebidas carbonatadas y comidas ácidas (aderezos para ensaladas, pepinillos a la vinagreta y condimentos)	Si se combinan con vitamina C podría formar benceno e incrementar el riesgo de cáncer.
Grasas Trans (saturadas)	Se encuentran en alimentos procesados como productos de panadería y confitería, margarina, *popcorn* (palomitas de maíz) de microondas. Extiende el tiempo de caducidad.	Incrementa la inflamación. Asociado con el desarrollo de enfermedades cardiovasculares.

Apéndice II

Necesidad calórica diaria estimada para las mujeres según la edad y el nivel de actividad física

Edad	Sedentaria	Actividad moderada	Activa
18	1,800	2,000	2,400
19-25	2,000	2,200	2,400
26-30	1,800	2,000	2,400
31-50	1,800	2,000	2,200
51-60	1,600	1,800	2,200
61 en adel.	1,600	1,800	2,000

Ten en cuenta que estas recomendaciones son para mantener tu peso. Si quieres bajar de peso habrá más restricciones calóricas.

Fuente: Institute of Medicine. Dietary Reference intakes for Energy, Carbohydrate, Fiber, Fat, Fatty Acids, Cholesterol, Protein, and Amino Acids. Washington (DC): The National Academies Press; 2002

Sedentaria – significa un estilo de vida que incluye la actividad física necesaria para el diario vivir.

Actividad Moderada – significa un estilo de vida que incluye actividad física equivalente a caminar aproximadamente de 1.5 a 3 millas diarias a razón de 3 a 4 millas por hora, además de las actividades del diario vivir.

Activa – significa un estilo de vida que incluye actividad física equivalente a caminar más de 3 millas diarias a razón de 3 a 4 millas por hora, además de las actividades del diario vivir.

Apéndice III

Recursos adicionales

"Understanding Food Nutrition Labels." American Heart Association (AHA). Última revisión 6 de marzo de 2018, https://www.heart.org/en/healthy-living/healthy-eating/eat-smart/nutrition-basics/understanding-food-nutrition-labels

"Quit Smoking Resources." Centers for Disease Control and Prevention (CDC). Última revisión 11 de diciembre de 2017, https://www.cdc.gov/tobacco/quit_smoking/how_to_quit/resources/index.htm

> **La prevención es la intervención más importante.**
>
> **#PreventTheStent**

Made in the USA
Columbia, SC
01 November 2020